# 救急・集中治療領域における緩和ケア

監修＝氏家良人　函館市病院局 病院局長/岡山大学 名誉教授
編集＝木澤義之　神戸大学医学部附属病院緩和支持治療科 特命教授

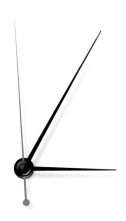

医学書院

## 氏家良人（うじけ よしひと）

1975 年札幌医科大学卒業。2000 年より岡山大学救急医学講座教授，
2015 年より川崎医科大学救急総合診療医学講座特任教授。2018 年より
現職。
2012～2016 年，日本集中治療医学会理事長。
著書に『呼吸 ECMO マニュアル』，『救急・集中治療領域における感染
症診療』（ともに監修，克誠堂出版），他。
日本集中治療医学会専門医，日本救急医学会専門医・指導医，日本麻酔
科学会専門医，日本透析医学会専門医。


## 木澤義之（きざわ よしゆき）

1991 年筑波大学医学専門学群卒業。同年河北総合病院で内科研修，
1994 年筑波大学附属病院総合医コースレジデント。筑波メディカルセ
ンター病院総合診療科診療科長，筑波大学医学専門学群講師，同大学
附属病院緩和ケアセンター副センター長などを経て，2013 年神戸大学
大学院医学研究科内科系講座先端緩和医療学分野特命教授に就任。
2017 年より現職。
2018 年～日本緩和医療学会理事長。
著書に『緩和ケアレジデントマニュアル』（監修，医学書院），『いのちの
終わりにどうかかわるか』（編集，医学書院），他。
日本緩和医療学会専門医。

**救急・集中治療領域における緩和ケア**

発　行　2021 年 2 月 1 日　第 1 版第 1 刷©

監　修　氏家良人

編　集　木澤義之

発行者　株式会社　医学書院
　　　　代表取締役　金原　俊
　　　　〒113-8719　東京都文京区本郷 1-28-23
　　　　電話　03-3817-5600（社内案内）

印刷・製本　アイワード

# 執筆者一覧 (執筆順)

氏家良人　函館市病院局 病院局長/岡山大学 名誉教授

木澤義之　神戸大学医学部附属病院緩和支持治療科 特命教授

吉川美喜子　関西メディカル病院腎臓内科 副部長

尾迫貴章　つじの・こどもくりにっく

渥美生弘　聖隷浜松病院救急科・救命救急センター センター長

石上雄一郎　飯塚病院連携医療・緩和ケア科 医長代理

岩田 太　神奈川大学法学部 教授

平岡栄治　東京ベイ浦安市川医療センター 副センター長/総合内科 部長

則末泰博　東京ベイ浦安市川医療センター集中治療部門 部長

岡村知直　みなとクリニック 副院長

飯塚裕美　亀田総合病院卒後研修センター 副センター長・看護師長

瀬良信勝　亀田総合病院緩和ケア室 チャプレン

関根龍一　亀田総合病院疼痛・緩和ケア科 部長

柏木秀行　飯塚病院連携医療・緩和ケア科 部長

伊藤 香　帝京大学医学部救急医学講座 講師

伊東由康　兵庫県立大学看護学部 助教

坂口幸弘　関西学院大学人間福祉学部 教授

# はじめに

　救急・集中治療領域の緩和ケアを深く考えるきっかけになったのは，医師になって8年目から12年目にかけての4年間，救急総合診療医と緩和ケア病棟担当医の二足のわらじを履いて市中病院に勤めていた頃でした。がん患者さんに対して今後の治療やケアの目標を確かめた上でQOLの向上に焦点を置いた緩和ケアを行う一方で，救命を第一義とした救急集中治療を実践しており，（自分の中で葛藤を生じないために？）常にケアとキュアを並行して考える習慣がついた気がします。緩和ケア病棟の患者さんの予期せぬ急変に心肺蘇生をして救命し，集中治療を行った後に社会復帰した例を体験しました。また逆に，生命維持治療の中止や差し控え，ICUにおける看取り，交通外傷による不慮の死や突然死に対する家族ケアなども並行して体験したわけです。

　このような中で得た結論は，1人の患者さんに対して，常に，どんなセッティングでも，「救命か，緩和か」ではなく，「救命も，緩和も」が大切だということでした。緩和ケア病棟の患者さんも，集中治療を受けている患者さんも，その多くの方々が「できれば助かりたい，できるだけ長く生きたい，でもそれが難しいなら，つらくない状態で，尊厳をもって穏やかに過ごしたい」と思っていたからでした。

　救急・集中治療の質をさらに高めるために，患者・家族に質の高い治療・ケアを実践するために，緩和ケアを救急・集中治療と統合（インテグレーション）することが1つの有効な手段だと信じています。本書がその一助になれば，著者一同の最大の喜びであります。

2020年12月

神戸大学医学部附属病院 緩和支持治療科
木澤義之

# 目次

本書で扱う症例は，患者の特定を避けるため年齢や疾患などに多少の変更を加えています

ブックデザイン｜遠藤陽一（デザインワークショップジン）

# Prologue

## これまでの歩みを踏まえ，
## 領域を越えた協働を実現するために

わが国において緩和ケアは，長い間がん患者に対してのみに施されてきた。しかし，すべての疾病や外傷，そしてそれらに対する医療行為自体も患者に対して身体的，精神的侵襲を負わせるものが多く，それらの苦痛を緩やかにし和らげる必要性がある。特に，救命救急や，大きな手術の術後，敗血症，呼吸不全，ショックなどの患者に対する集中治療では，患者が生命の危機状態である場合も少なくなく，さらに人工呼吸や血液浄化など身体的に大きな苦痛を伴う侵襲的医療処置も多い。このような患者については，救命や生命維持のための医療だけでなく，緩和ケアが並行的に行われなければならない。つまり緩和ケアとは，決してがん患者だけに必要なものではなく，生命の危機をきたすような疾病や外傷患者の治療など救急・集中治療に関わる医療者は，常に緩和ケアの必要性を考慮しなければならない。

しかし，救急・集中治療において緩和ケアが十分なされているとは言いがたい。わが国で救急医療や集中治療が医療の一分野として始まって50年ほどが経過し，これまでの間，多くの救命や集中治療の診療技術を学ぶ機会が提供され，実践されてきたが，緩和ケアに対する教育や実践はそれに比して圧倒的に少なかった。

# 末期がん患者を対象とした緩和ケアの誕生

平成28年3月16日付の厚生労働省第19回緩和ケア推進検討会資料[1]にある「緩和ケアの歴史」の項では，1967年，世界で初めてのホスピスであるSt. Christopher's Hospice（イギリス）の設立，そして，1975年，Royal Victoria Hospital（カナダ）の緩和ケア病棟開設が緩和ケアの端緒として記されている（1975年は，筆者が医科大学を卒業した年である）。

St. Christopher's Hospiceを創ったDame Cicely Saundersは，それまで末期がん患者に対してオピオイドをはじめとした医療用麻薬は中毒になり危険であるということから控えめに使用されていたことを改め，予防的に投与し患者の苦痛を緩和し安らかな余生を送ってもらう緩和ケア（palliative care）を実践した。彼女のそこに至る苦労は日本語で書かれた研修報告書に詳しく記されている[2]。

日本では，1981年の聖隷三方原病院（静岡県）における院内独立型ホスピス誕生，1984年の淀川キリスト教病院（大阪府）における院内病棟型ホスピス誕生が末期がん患者に対する緩和ケアの嚆矢といえる。

このように，世界の，また，わが国の緩和ケアは末期がん患者に対する疼痛管理と身体的ケアや精神的ケア，家族に対するグリーフケア等を含む終末期ケアから始まった。1989年におけるWHOの緩和ケアの定義[3]では，「緩和ケアとは治癒を目的とした治療に反応しなくなった疾患をもつ患者に対する積極的で全体的な医学的ケア。痛み，その

他の症状のコントロール，心理面，社会面，精神面のケアが最優先課題。最終目標は，患者と家族にとり，できる限り良好なクオリティ・オブ・ライフの実現」としている。つまり，このように，緩和ケアは死にゆく患者への終末期ケア（ターミナルケア）として捉えられていた。

　わが国では，緩和ケアに携わる医師や看護師などの医療者からなる日本緩和医療学会が1996年に第1回の学術集会を開催している。また，緩和ケアに対する公的補助として，1990年に緩和ケア病棟入院料，1994年に在宅時医学管理料，2002年に緩和ケア診療加算などが新設された。このような経済的サポート，学術組織の立ち上げにより緩和ケアは広く行われるようになり，さらに，2006年に制定されたがん対策基本法とそれに基づくがん対策推進基本計画により，緩和ケアはがんと診断された初期から必要に応じて提供されるべきとされ，がん患者に対する緩和ケアは大きく改善された。一方，診療報酬における緩和ケアに関する加算は長らく末期がん患者に対するものだけに限定され，わが国では最近まで，緩和ケアはがん患者に対するものであり，心不全やCOPDなどの慢性疾患患者の終末期ケア，その他の疾患に対する緩和ケアは保険診療の対象外であった。

## 緩和ケアの発展と救急・集中治療における緩和ケアの必要性

　WHOは緩和ケアの定義を2002年に変更した。そこでは，「緩和ケアとは，生命を脅かす疾患に起因した諸問題に直面している患者と家族のクオリティ・オブ・ライフを改善するアプローチ。痛み，その他の身体的，心理・社会的，スピリチュアルな諸問題の早期かつ確実な診断，早期治療によって苦しみを予防し，苦しみからの解放を実現することである」と記されている[3]。緩和ケアは死にゆく者への終末期ケアにとどまらず，今，生命を脅かす疾患に直面している患者や家族の様々な苦痛を癒やし，解放するためのものへと変わった。これは末期がん患者だけでなく，多くの緩和ケアを必要とする患者に対して，その技術や知識を応用していくことへの緩和ケアの発展といえる。

　このような緩和ケアは，これまでの救急・集中治療の中で欠けていたものを補ってくれるものである。救急・集中治療や一般の医療者の多くが未だ誤解している緩和ケアの理解に関しては，Chapter 1（→p.9）で詳述する。

## 救急・集中治療で必要とされる緩和ケアの提供パターン

　進行がんの患者に対する緩和ケアは，図1[4]に示すように，がんに対する治療を行い

つつ，その初期から必要に応じて疼痛管理や心理・精神的ケア，社会的ケアなどの緩和ケアが開始される。患者に死が近づくと，療養場所の調整や看取りのケアが行われ，患者が死亡した後には家族に対するグリーフケアが必要になる。

救急・集中治療においても，死亡率が高い重症多発外傷，重症呼吸不全，敗血症に伴う多臓器不全などでは，進行がん患者に対してと同様の緩和ケアが治療の早期から必要となる。しかし，救急・集中治療では救命される可能性が高い場合もあり，また，病院やICUに搬入直後に死亡するような場合もある。これらの3つのパターンと症例を呈示する。

## 1 長い集中治療の末，終末期に至り死亡するパターン（図2）

75歳，女性。慢性腎不全で血液透析を週3回，20年間受けてきた。非閉塞性腸管虚血（NOMI）で緊急開腹にて小腸切除術を受けた。その後，呼吸不全，肝機能障害を併発，4週間目に終末期に至り，1週間後に死亡した。

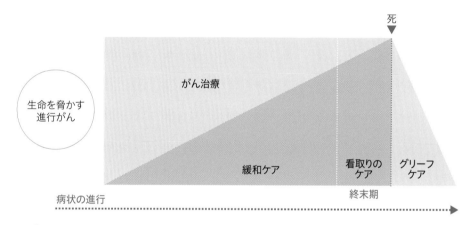

図1│進行がんに対する治療と緩和ケア
〔World Health Organization：Palliative careより改変〕

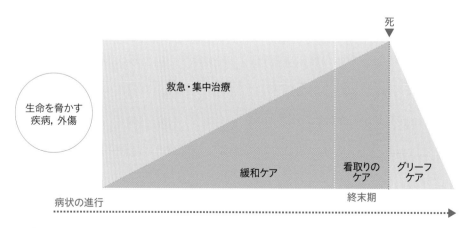

図2│緩和ケアの提供パターン：治療にもかかわらず死に至る場合
〔World Health Organization：Palliative careより改変〕

## 2 | 長い集中治療の末，救命に至るパターン（図3）

　50歳，男性。運転中，雨で濡れていた道路でスリップし立ち木に激突。車から脱出前に出火。顔面，胸部，腹部，両前腕に3度50％，2度20％の熱傷で搬入された。予測死亡率は50％。この患者は，急性期のショック期を乗り越え，その後3か月の間に数回の植皮術を受け，その間に敗血症性ショックによる呼吸不全，急性腎不全に陥り，集中治療の末，救命された。

## 3 | 突然の重篤な事故，疾病により，早期に死亡するパターン（図4）

　37歳，男性。自転車で帰宅途中，車にはねられ，心肺停止で搬入された。搬入時の所見：心肺停止，急性硬膜下血腫，両側多発肋骨骨折，血気胸，不安定骨盤骨折。救急外来における救命治療の効果なく，2時間後に死亡宣告に至った。

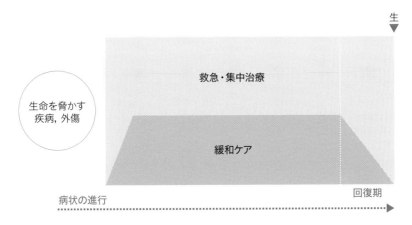

**図3｜緩和ケアの提供パターン：治療により救命される場合**
〔World Health Organization : Palliative careより改変〕

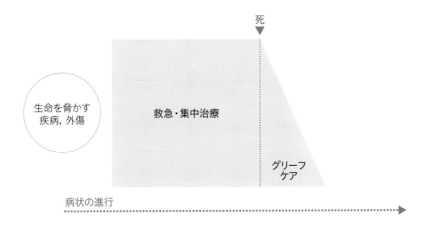

**図4｜緩和ケアの提供パターン：超早期に死に至る場合**
〔World Health Organization : Palliative careより改変〕

# 救急・集中治療領域で必要とされる
# 緩和ケアの現状と課題

　以上のような救急・集中治療の場面で必要とされる緩和ケアは，死の直前期の看取りのケア（以降，ここでは終末期の緩和ケアと表現する）と，死に至ることを必ずしも前提としない救急・集中治療中の緩和ケアに大別される。それぞれの現状と課題について考えてみたい。

## 1 │ 終末期の緩和ケア

　米国では5人に1人がICU内で，また，ICU入室後短時間で死亡している。2030年までにはその数は倍になるかもしれない[5]。日本でも，救命の可能性のある重篤な患者は疾患や年齢を問わず，まず救命を試みICUに入室している現実がある。その結果，救急・集中治療では終末期に至る患者も少なからずいる。

　そのような患者に終末期の緩和ケアは必須であり，日本集中治療医学会，日本救急医学会，日本循環器学会の3学会による『救急・集中治療における終末期医療に関するガイドライン〜3学会からの提言〜』でも緩和ケアを欠かしてはならないとされている[6]。これまで，救急・集中治療における終末期の緩和ケアは，ほとんどの場合，救急・集中治療に携わる医師や看護師が独自で行ってきており，緩和ケアの専門医や専門看護師との協働はほとんどされていない。

　鎮静や疼痛管理に関しては，PADISガイドライン[7]やJ-PADガイドライン[8]でも救命を目指す時相ではオピオイドをはじめとした医療用麻薬を用いて鎮痛を図り，鎮静は浅めにして，早期リハビリテーションを行うことが推奨されている。しかし，救命が困難であり終末期と判断してからの鎮静・鎮痛の方法について標準化されているものはない。また，終末期と認識してからも，医療・ケアチーム間での臨床倫理判断の情報共有が十分になされているとはいえない。

　わが国では終末期に至る可能性が高いICU症例において，入室した時点でAdvance Care Planning（ACP）がなされていることが極めて少ない。また，配偶者や子どもなどの代理意思を決定する者も自分の役割を十分理解していないまま，医療者の説明に対して，自分の意見をうまく表出できない場合も多い。また，米国でもICUで勤務する医療者は終末期におけるコミュニケーションの十分なトレーニングを受けていないとされており[9]，それは日本でも同様であろう。

　一方で国内のICUでは，緩和ケアに興味をもつ看護師も多い。日本集中治療医学会の倫理委員会では，看護師の会員を中心に，2011年"集中治療領域における終末期患者家族のこころのケア指針[10]"を作成し，教育セミナーを開催してきた。主なテーマは家族

支援と悲嘆援助からなり，代理決定支援や社会資源の確保など権利の擁護，家族の苦痛緩和，感情・意思の疎通を図る信頼関係の維持，情報提供や家族を含めたカンファレンス，家族のケアへの参加，などである。しかし，ICUで勤務する医療者がこのような教育を受ける機会は極めて少なく，多くのICU医療者は終末期の緩和ケアの十分なトレーニングを受けていない。

## 2 救急・集中治療中の緩和ケア

　生命を脅かす重篤な疾病，外傷を負ってICUで治療を受ける患者には，身体的苦痛だけでなく，心理・精神的不安の他，経済的困窮などもある。救急や集中治療では治療と並行して，それらに対するケアを行う必要があり，これまでも"それなりに"緩和ケアを行ってきている。しかし，積極的に緩和ケアを学んできている救急医，集中治療医は少なく，医療者により，あるいは施設により患者に対する緩和ケアの質や量も異なる。

　また，前述したように，日本における緩和ケアはがんや心不全などの患者以外のICU患者に対してのサポートはしておらず，救急医や集中治療医が緩和ケア医とコラボレーションすることは極めて少ない。

　そのような背景もあるためか，わが国の救急・集中治療は必要十分な緩和ケアを行っておらず，救急・集中治療は患者に多大な負担を強いるつらいものと思われているようである。日本臨床倫理学会によるPOLST (Physician Orders for Life Sustaining Treatment，生命を脅かす疾患に直面している患者の医療処置に関する医師による指示書)[11] のセクションB (生命の危機に直面しているがCPAではない状態) には，苦痛緩和を最優先とする医療処置 (a)，非侵襲的医療処置 (b)，侵襲的医療も含む医療処置full treatment (c) の3つの選択肢がある。(a) と (b) では緩和ケアを行うことを記しているが，(c)では緩和ケアを全くせずに侵襲的治療を行ってよい，というような内容になっている。これでは，本来，容易に救命できる患者も治療を希望しない危険性が生じる。侵襲的治療であっても緩和ケアを行いつつ治療を行っている救急・集中治療医もいるはずではあるが，十分ではない。

　がん治療に緩和ケアが必須なように，救急・集中治療には緩和ケア医やそれに携わる医療者の関与が必須である。ICUでの治療中に患者，また，家族がどのような苦痛を負っているのか，それらに対して，どのような緩和ケアを行うのか，また，それらをいかに学ぶべきか，その標準的な指針はわが国のICUにはない。がん患者の緩和ケアの知識や技術，医療者への教育が必要である。

# おわりに

　現在，COVID-19のパンデミックにより，世界中で多くの感染者が重症呼吸不全で命を落としている。有効な治療法も明確ではなく，ワクチンもまだない中で，呼吸機能が改善するまで待つしかないのが現状である。発症後数日で，これらの患者の10%程度は重症化し人工呼吸やECMO（体外式膜型人工肺）が必要となる。これらの重症患者でも，ICUにおける全身管理により，わが国では，60%を越える患者が救命されている（2020年11月29日現在）[12]。これらの患者や家族は，身体的，心理・精神的，また，社会的不安を抱えている。

　このような危機的な状況にあるからこそ，緩和ケア医や専門看護師が救急・集中治療に関与し指導することは，わが国の救急・集中治療を劇的に改善すると思われ，今こそそのような協働が始まることを期待している。

## 文献

1) 厚生労働省健康局 がん・疾病対策課：緩和ケアに関するこれまでの議論について.
https://www.mhlw.go.jp/file/05-Shingikai-10901000-Kenkoukyoku-Soumuka/0000126014.pdf
（アクセス日：2020年11月30日）

2) 濱吉美穂：St. Christopher's Hospice 研修報告〜本学における多職種連携教育実践へのヒント〜. 佛教大学保健医療技術学部論集11:65-75,2017.

3) 柏木哲夫：生と死の医学（1）終末期医療をめぐる様々な言葉. 綜合臨牀56：2744-8，2007.

4) World Health Organization: Palliative care.
https://www.who.int/health-topics/palliative-care （アクセス日：2020年12月1日）

5) Angus DC, Barnatoa AE, Linde WT, et al.: Use of intensive care at the end of life in the United States: an epidemiologic study. Crit Care Med,32（3）:638-43, 2004.

6) 日本救急医学会，日本集中治療医学会，日本循環器学会：救急・集中治療における終末期医療に関するガイドライン〜3学会からの提言〜. 2014.
https://www.jsicm.org/pdf/1guidelines1410.pdf （アクセス日：2020年11月30日）

7) Devlin JW, Skrobik Y, Gélinas C, et al.: Clinical practice guidelines for the prevention and management of pain, agitation/sedation, delirium, immobility, and sleep disruption in adult patients in the ICU. Crit Care Med,46（9）: e825-73, 2018.

8) 日本集中治療医学会 J-PADガイドライン作成委員会：日本版・集中治療室における成人重症患者に対する痛み・不穏・せん妄管理のための臨床ガイドライン. 日集中医誌，21（5）:539-79, 2014.

9) Nelson JE, Angus DC, Weissfeld LA, et al.：End-of-life care for the critically ill: A national intensive care unit survey. Crit Care Med,34（10）:2547-53, 2006.

10) 日本集中治療医学会倫理委員会，杉澤 栄, 山勢博彰, 他：集中治療領域における終末期患者家族のこころのケア指針. 2011.
https://www.jsicm.org/pdf/110606syumathu.pdf　（アクセス日：2020年11月30日）

11) 日本臨床倫理医学会：POLST「生命を脅かす疾患」に直面している患者の医療処置（蘇生処置を含む）に関する医師による指示書.
http://square.umin.ac.jp/j-ethics/pdf/POLST書式.pdf （アクセス日：2020年11月30日）

12) 日本COVID-19対策 ECMOnet：COVID-19重症患者状況の集計.
https://crisis.ecmonet.jp （アクセス日：2020年12月1日）

（氏家良人）

# Chapter | 1

## 緩和ケアの実際
### overview

# 救急・集中治療従事者の緩和ケアに関する誤解
## ──緩和ケアは救急・集中治療と相反するか

　救急・集中治療に従事する医療者は，緩和ケアと聞いて何をイメージするのであろうか。この疑問についての詳細な調査結果はないが，筆者が体感していることを集約すると，「がん末期患者の看取り」「救急とは正反対の医療のかたち」「穏やかな時間が流れて心のケアがされている」「特別な環境が必要」といったところだろうか。

　もう一方で，緩和ケアを専門とする医療者もがんを中心とした診療に特化した人たちも多いためか，現代の救急医療への理解は十分でなく，お互いに相容れないものと考えている人が少なくない印象である。救急・集中治療に従事する医療者のもつ，緩和ケアに関する誤解の主なものを**図1**に示す。各項目の誤解に簡単に反証していこうと思う。

**❶予後半年以下の患者が対象となる**：緩和ケア病棟の入退院基準で入院の基準が予後半年以内とされていることが多いための誤解だと考えられるが，予後に関する基準は柔軟に扱われており，患者の必要に応じて提供されている。

**❷看取りの医療である**：確かに看取りも重要な仕事の1つではあるが，全体としてのボリュームはさほど大きくはない。今後の治療やケアの方針を患者・家族と話し合ったり，痛みをはじめとする心と身体のつらさに対する症状緩和も重要な仕事になる。また緩和ケア病棟に入った患者はすべてそのまま亡くなるわけではない。

**❸特別な心のケアが行われる**：特別なことは残念ながら行われていないことが多い。共感と傾聴を主軸とする支持的精神療法が主体である。

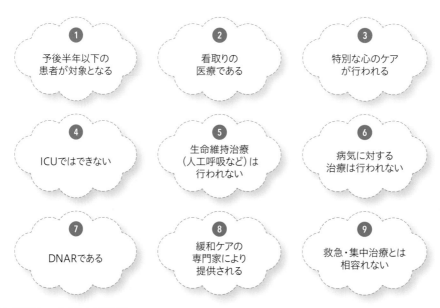

**図1｜緩和ケアに関する誤解**

❹ICUではできない：緩和ケアは行う場所を問わない。どこでも実施可能である。

❺生命維持治療（人工呼吸など）は行われない／❻病気に対する治療は行われない：患者の原疾患による予後や治療・ケアの希望，人生観などに照らし合わせて，患者にとって最善と考えられれば，行わない治療はない。実際にICUで治療したり，人工呼吸を行う患者もいる。集中治療や抗がん剤治療などとも併行して行うことが可能である。

❼DNAR（Do Not Attempt Resuscitation）である：心肺停止時の蘇生の有無と緩和ケアの実施は全く関係ない（おそらく，いくつかの緩和ケア病棟が，その入院の要件としてDNARの方針に同意していることを挙げているからであろうと思われる）。

❽緩和ケアの専門家により提供される：緩和ケアの多くの部分は主治医，受け持ち看護師などのプライマリ・ケアチームにより提供される。緩和ケアの専門家はプライマリ・ケアチームが対応に苦慮するcomplexityの高いケース（複雑なニーズを抱えるケース）に対応する。

❾救急・集中治療とは相容れない：本書の主題に関わることなので，ここは少し詳細に述べたい。

　救急・集中治療領域では患者の病状は重篤で，その症状は重く，多くの死が生じ，これらの患者・家族の死にゆく過程の質を高めることは急務である。また，予後の改善によりICUサバイバーが増加してきているが，彼らの多くがつらい身体症状，精神症状をもっているにもかかわらず見逃されることが多く（助かったんだからいいのではないか，重症なんだからつらくて当然などと考えられ放っておかれる，など），QOLを低下させている。

　例えば，ICUから退院したARDS（急性呼吸窮迫症候群）サバイバーは不眠，倦怠感，痛み，抑うつ，不安などをよく訴える。ICU退院者の28%に抑うつがみられるとする報告もある[1]。特に集中治療が奏効せずICU退室後に人工呼吸器が装着されている患者においては，患者の症状は重篤でQOLが低く[2]，1年死亡率は50%を超える[3]。また，家族もケア負担とともに多くの症状を抱えている。家族では不安と抑うつの頻度が高く[4]，PTSDや複雑性悲嘆と合併する[5]。このように，救急・集中治療領域では緩和ケアのニーズが高いにもかかわらず，十分な提供が行われていないというミスマッチが存在する。相容れないのではなく，患者・家族のニーズに対応できていないというほうが適切かもしれない。

# 人生の最終段階における医療・ケア，エンド・オブ・ライフケア，緩和ケアの定義
## ──緩和ケアの提供は死が避けられない状況のみに限定されるのか？

本書では，英国NHS（National Health Service）と日本医師会の考えに基づき[6-8]，人

生の最終段階の医療・ケアを，終末期医療≒人生の最終段階における医療・ケア≒NHSで定義するところのEOLC（End-of-Life Care）と考え，以下のように操作的に定義する。

人生の最終段階の医療・ケアとは，死が避けられない状況にあり，「死に至るまでの時間が限られていることを考慮に入れる必要性のある状況下における医療・ケア」（日本医師会による定義）すべてを含み，「死に至るまでできる限りよく生きるように，また尊厳をもって死に至るように（to die with dignity）支援する」（NHSによる定義）活動である。また，提供される時期は，疾患により，また個人により様々であるが，主として「人生の最後の数か月ないし数年を生きている人々へのサポート」になることが多い。

また，緩和ケアは**表1**に示すWHOによる定義[9]を軸に考えたい。緩和ケアは，その提供する時期を問わず，生命の危機に直面している患者や家族にそのニーズに応じて行われるものである。人生の最終段階の医療・ケアと緩和ケアの違いについては議論があるところだが，筆者は米国での考え方をもとに，**図2**のように考えている。つまり，緩和ケアはEOLCを内包している，という捉え方である。緩和ケアとEOLCはその多くの面で共通しているが，緩和ケアとEOLCの唯一といってもいい大きな違いは，緩和ケアが「死が不可避かどうか」を問わずに提供される，つまり，緩和ケアは「回復する可能性があるか，このまま亡くなるか」がわからない状況にある患者（救急・集中治療に限らず医療ではよくあることだと思うが）にも提供される点にある。

## 表1｜WHOによる緩和ケアの定義

緩和ケアとは，生命を脅かす病に関連する問題に直面している患者とその家族のQOLを，痛みや，その他の身体的・心理社会的・スピリチュアルな問題を早期に見出し的確に評価を行い対応することで，苦痛を予防し和らげることを通して向上させるアプローチである。

緩和ケアは，

● 痛みやその他のつらい症状を和らげる。

● 生命を肯定し，死にゆくことを自然な過程と捉える。

● 死を早めようとしたり遅らせようとしたりするものではない。

● 心理的およびスピリチュアルなケアを含む。

● 患者が最期までできる限り能動的に生きられるように支援する体制を提供する。

● 患者の病の間も死別後も，家族が対処していけるように支援する体制を提供する。

● 患者と家族のニーズに応えるためにチームアプローチを活用し，必要に応じて死別後のカウンセリングも行う。

● QOLを高める。さらに，病の経過にもよい影響を及ぼす可能性がある。

● 病の早い時期から，化学療法や放射線療法などの生存期間の延長を意図して行われる治療と組み合わせて適用でき，つらい合併症をよりよく理解し対処するための精査も含む。

〔WHO：Definition of Palliative Careより引用〕

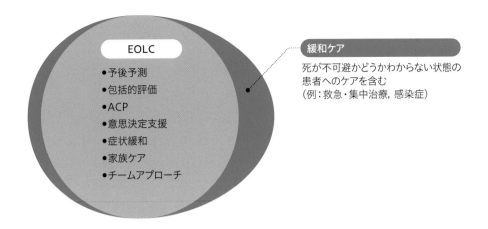

**図2 | EOLCと緩和ケアの違い**

# 目の前の患者に，いつ，どの時点で
# 緩和ケアを提供するのか

　では，緩和ケアはいつ，どの時点で患者に必要とされるのかを考えてみたい。当然ながら，人生の最終段階までにたどる経過は一様ではない。Lynnらは人生の最終段階における機能低下の時間経過を4つに類型化し，病の軌跡（illness trajectory）として示した[10]。この図に，筆者が救急・集中治療ならびに救急・集中治療における緩和ケアが行われる時期を楕円で示した（**図3**）[10, 11]。

## ●突然死

　心血管疾患や脳血管障害，事故や災害による死が例として挙げられる。このような場合，人生の最終段階は瞬間的なものから数日の経過となることが多く，同時期に救急・集中治療が集中して行われる。

## ●がん

　人生の最終段階は月単位であることが多く，それまでは従来の日常生活を送ることができるが，死亡前1～2か月で急激に機能が低下することが多い。わが国の救急・集中治療においては，合併症や重症感染症などで来院することはあるが，長期間がん患者に治療を提供することは比較的稀かもしれない。

## ●臓器不全

　このカテゴリーでは，代償不能の肝硬変，COPD，慢性心不全などが例として挙げら

れる。人生の最終段階は年単位であることが多く，寛解と増悪を繰り返し徐々に機能が低下し，死亡直前は急激に機能が低下することが多い。救急・集中治療では，その急変時，症状増悪時に集中的に，複数回関わることが多くなる。

● フレイル

代表的な疾患として認知症が挙げられる。人生の最終段階はさらに長い経過になり，10年を超えることもあり，いつが人生の最終段階かを見極めることが難しい。このカテゴリーの疾患については救急・集中治療では，長い経過の中のほんの断片的な関わりになることが多い。

いずれにせよ，特に突然死以外の場合は，患者の経過を十分に理解し，患者の人生や価値観，今後の予想される疾患の経過，家族の考えや病状理解などを把握した上で現在

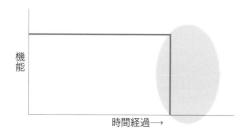

**突然死**
- 急速な転帰
- 機能の低下は瞬間的〜数日

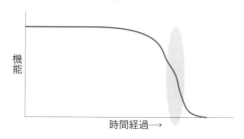

**がん**
- 全身の機能は比較的良好に保たれた期間が続く
- 死亡前1〜2か月で，急速に状態が悪化する
- 予後の予測が比較的容易

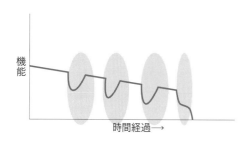

**臓器不全（COPD，心不全など）**
- 肺炎をはじめとした感染症の発症などによる**急激な悪化と改善を繰り返しながら穏やかに状態が悪化する**
- 急激な変化が起こった時に，それが**改善可能な変化であるのかどうかの判断が難しい**
- 死亡直前は比較的急速に変化する

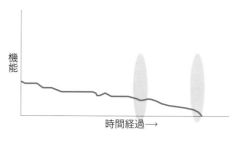

**フレイル（認知症など）**
- 全身の機能が低下した時間が長く続く
- 全体的にゆるやかな低下が続き，死亡まで機能が低下していく

**図3│救急・集中治療において緩和ケアアプローチが必要な時期**

〔Lunny JR, Lynn J, Foley DJ, et al.: Patterns of functional decline at the end of life. JAMA,289（18）:2387-92, 2003.／木澤義之：アドバンス・ケア・プランニング いのちの終わりについて話し合いを始める（第1回 人生の最終段階における医療の普及・啓発の在り方に関する検討会，資料3），pp.37-9，2017より〕

の治療／ケアにあたらないと，その時はベストの治療のように見えるかもしれないが，長い経過の中で見た場合，本当に患者にとって最善のケアを提供しているのかの判断が難しいことがある。

このように，多くの患者が実は緩和ケアのニーズを抱えているにもかかわらず，私たちはそれを「見逃している」可能性があることを強く認識しなければならない。見逃さないためには，すべての患者をスクリーニングし，必要なケアを適切なタイミングで提供する仕組みづくりが求められている。

# 救急・集中治療で理想とされる緩和ケアをかなえるために
## ──本書が目指すところ

前述のように緩和ケアは，患者が終末期にあるか否か，改善が可能な状態かどうかにかかわらず，必要に応じて提供されるべきものである。救急・集中治療の現場では，それはER/ICUへの来院・入室とともに行われ，その主たる提供者は救急・集中治療医をはじめとした，救急部やICUのスタッフである。繰り返しになるが，緩和ケアは終末期のみに提供されるわけではない。

現在の救急・集中治療における緩和ケア・終末期ケアの課題を**表2**に示す[12]。ここで注目してもらいたいのが，コミュニケーションに関するものがその多くを占める点である。

### 表2│ICUにおける緩和ケアの課題

1. 患者の苦痛となる症状の頻度が高いにもかかわらず，必要な対応が行われていない。

2. 患者・家族とのコミュニケーションが適切に実施されていない（断片的，遅い）。

3. 医師と患者・家族がケアの目標について話し合う場が十分になく，家族が疑問や不安を解消できない。

4. 医療スタッフが家族に共感を示す場がなく家族の気持ちのつらさが置き去りにされ，その結果家族は代理決定に必要な情報の統合や咀嚼ができない。

5. 生命維持治療の中止後に適切な症状緩和とコミュニケーションがなされていない。

6. 退院／転床支援の際に患者・家族に十分な支援が行われていない。

7. 必要でないICUでの滞在やICUでの死亡がある。

8. ICUサバイバーに対する緩和ケアニーズの把握と，その後の継続的フォローアップ体制がない。

9. 医療スタッフのバーンアウト，抑うつに対応できていない。

〔Aslakson RA, Curtis JR, Nelson JE: The changing role of palliative care in the ICU. Crit Care Med, 42 (11): 2418–28, 2014より一部改変〕

理想的な緩和ケアを救急・集中治療の現場で実践するには，以下の6つが重要である。

❶緩和ケアスクリーニングならびにニーズアセスメント

❷身体的，心理的，スピリチュアルな苦痛の緩和

❸患者の価値観と状態に合わせたケアの目標・予後の話し合い

❹患者の希望に合わせた治療・ケアの実施

❺治療・ケアの場の移行・退院調整

❻スタッフのサポート

上記を明確に意識し，それぞれについて医療スタッフ自身が実施する基本的な緩和ケアの知識とスキルの向上を図る必要がある。特にコミュニケーションスキルの向上は重要な課題である。

一方で，緩和が困難な苦痛や，複雑な心理・社会的，倫理的問題に対しては緩和ケア専門家などの助言を得ることで，より効果的な対応が可能であるため，どのような患者に対して専門家にコンサルテーションするのかの一定の基準をもつことが重要である。

最後に，筆者が「こうしたいな！（これはできるのでは？）」と日頃から考えている救急・集中治療における緩和ケアについて列挙しておく。

## 1 救急現場における緩和ケア

- 搬送されてきたすべての患者に緩和ケアのニーズがある可能性があると考える。

- その場だけのケア，つまりその人の目の前にある病気や訴えを何とかするだけでなく，全体を見る。病気がどのような状態にあり，今後何が起こるかを予想して対処し（全体を俯瞰してから今を見る），患者がどのような環境におかれて，どこに住んでいて，誰が患者を地域で支えているかを把握する。

- 救急医がERだけで真摯に診療をすると，ケアのフラグメンテーション（その時は十分な治療や対処が行われるが，患者が家に帰って自発的に行動しないとその後ケアは途切れてしまい，結局また救急外来に受診するまで放っておくことになる）が進む可能性がある。必要な患者を地域のリソース，例えばプライマリ・ケア提供者につなぐことができてはじめて継続ケアが提供される。

- すべての救急疾患の苦痛に気づき，基本的な対応ができる能力をもつ。

- 不安や抑うつ，アルコール問題などのcommonな精神症状や問題に対応できる。

- 社会的ニーズへの対応や社会的処方も自分の仕事であることを自覚し，自分だけで対応できない問題に対しては適切にコンサルテーションができる。

## 2 集中治療における緩和ケア

- 目の前の患者は，mortalである（死を免れない）可能性を考えて，trajectory（死に

向かう過程）のどこにあるかを把握する。

- すべての患者の緩和ケアニーズをアセスメントする（包括的評価）。
- 患者の価値観に合った適切な医療が行われているかを常に検証する。
- 患者の意思決定能力を適切に評価して，意思決定できる患者には自己決定する機会を提供し，能力が最大限になるよう支援する。
- AD〔Advance Directive，事前指示（書）〕の有無を確認する。
- 家族に今後の予後も含めた情報が伝えられ，plan B（現在の方針での治療がうまくいかなかった時に，患者がどうなり，その際にはどのような方針を取るのか。EOLCを含む）について必ず話し合う。
- 家族が24時間面会できる環境を提供する。
- ICUサバイバーについて，他の病棟の医療者や地域のプライマリ・ヘルスケア担当者に適切な引き継ぎを行う。
- 治療の差し控えと中止が，「人生の最終段階における医療・ケアの決定プロセスに関するガイドライン」（→p.69）に沿って順を追ってなされている。

## 3 患者・家族とのコミュニケーション

- 医学的な事実と，病状と治療の説明だけにせず患者と家族の人生・生活に心を配る。
- リスクを強調した恐怖をあおるコミュニケーションではなく，予後を踏まえ患者の最善を考えたコミュニケーションを取る。
- 患者・家族がどう考えているのかを尋ね，傾聴する。
- コミュニケーションを取る時には，相手の感情に注目する。感情に気づいたらその感情に焦点を当てる。
- plan Bについて必ず話す。その際には，最善を期待し，最悪に備えるという心がけで臨む。実際の言葉がけとしては，「（最善の結果である）この治療が効いて，病状が改善するように心から願っていますし，ベストを尽くします。それと同時に，うまくいかなかったらどうしようと（最悪の事態が）とても心配になっています。そのことについても一緒に相談していきませんか」などと伝える。
- コミュニケーションスキルトレーニングが必須（実際にはほとんど行われていないのが大きな問題）。

## 4 家族ケア：家族へのアプローチ

- 家族にも患者と同じ理念とスキルを用いた対応が必要。家族は「愛する人」を失いつつある存在であることを常に意識する。

# おわりに

　緩和ケアは，救急・集中治療領域においても，これからの経過を予想しつつ，かつ患者の価値観と患者を取り巻く環境に応じて提供される必要がある。病状や経過によっては外科治療や集中治療が患者のQOLに大きく寄与することがあり，「積極的治療か，緩和ケアか」といった二者択一で選ぶようなものではなく，「予後と病状を勘案した上で患者の価値観に沿った，患者のための最善」をテーラーメイドでつくり出す創造的な医療・ケアこそが目指すべきところである。救急・集中治療領域の医療・ケアのさらなる充実とともに，緩和ケアがこの領域で大きな発展を遂げることを確信している。

## 文献

1) Cox CE, Docherty SL, Brandon DH, et al.: Surviving critical illness: acute respiratory distress syndrome as experienced by patients and their caregivers. Crit Care Med, 37 (10) :2702-8, 2009.

2) Nelson JE, Meier DE, Litke A, et al.: The symptom burden of chronic critical illness. Crit Care Med, 32 (7) :1527-34, 2004.

3) Carson SS, Kahn JM, Hough CL, et al.: A multicenter mortality prediction model for patients receiving prolonged mechanical ventilation. Crit Care Med, 40 (4) :1171-6, 2012.

4) Pochard F, Darmon M, Fassier T, et al.: French FAMIREA study group: Symptoms of anxiety and depression in family members of intensive care unit patients before discharge or death. A prospective multicenter study. J Crit Care, 20 (1) :90-6, 2005.

5) Anderson WG, Arnold RM, Angus DC, et al.: Posttraumatic stress and complicated grief in family members of patients in the intensive care unit. J Gen Intern Med, 23 (11) :1871-6, 2008.

6) 日本医師会第Ⅸ次生命倫理懇談会：平成16・17年度「ふたたび終末期医療について」の報告 平成18年2月. 日本医師会，2006.
http://www.med.or.jp/nichikara/seirin17.pdf（アクセス日：2020年7月22日）

7) 日本医師会生命倫理懇談会：第ⅩⅤ次生命倫理懇談会答申 超高齢社会と終末期医療 平成29年11月. 日本医師会，2017.
http://dl.med.or.jp/dl-med/teireikaiken/20171206_1.pdf（アクセス日：2020年7月22日）

8) National Health Service: What end of life care involves, 2018. https://www.nhs.uk/conditions/end-of-life-care/what-it-involves-and-when-it-starts/（アクセス日：2020年8月31日）

9) WHO：Definition of Palliative Care. http://www.who.int/cancer/palliative/definition/en/（アクセス日：2020年9月28日）

10) Lunney JR, Lynn J, Foley DJ, et al.: Patterns of functional decline at the end of life. JAMA, 289 (18) :2387-92, 2003.

11) 木澤義之：アドバンス・ケア・プランニング いのちの終わりについて話し合いを始める（第1回 人生の最終段階における医療の普及・啓発の在り方に関する検討会，資料3）. pp.37-9, 2017.
https://www.mhlw.go.jp/file/05-Shingikai-10801000-Iseikyoku-Soumuka/0000173561.pdf（アクセス日：2020年7月22日）

12) Aslakson RA, Curtis JR, Nelson JE: The changing role of palliative care in the ICU. Crit Care Med, 42 (11) :2418–28, 2014.

（木澤義之）

# 臓器提供の可能性がある場合，
# 家族にいつ，どう伝え，何を一緒に考えるか

　生命を脅かすような疾患でICU入室を余儀なくされた患者とその家族にとって，入室中の時の流れはどのようなものだろうか。突然の予期せぬ出来事や日々変化する容態や外見に混乱し，まるで時が止まってしまったかのような感覚をもつかもしれない。終末期を迎え強い心理的葛藤や混乱の中で，死を受け入れる過程を医療者が支えることが重要である。死の受容の先には患者にとって最善のゴールを患者・家族や医療者で共に考える作業があり，この一連の関わりが家族の苦悩に対するグリーフケアに，ひいては患者の人生の意味を見出す過程となる[1]。そしてその道筋の1つが臓器・組織提供なのである。

## 臓器提供の適応となる患者は少なくない。しかし…

　現在わが国で臓器を提供するには，健康な人が臓器を提供する生体臓器提供（肺，肝臓，腎臓など）と死後に臓器を提供する脳死・心停止後臓器提供（脳死後：心臓，肺，肝臓，腎臓，膵臓，小腸，眼球　心停止後：腎臓，膵臓，眼球)がある。また膵島，皮膚，骨といった組織も死後に提供することができる。全身性の活動性感染症がないこと，悪性疾患（原発性脳腫瘍および治癒したと考えられるものを除く）がないこと，各臓器によって好ましい年齢などの適応基準は設けられているが，例えば眼球の場合は，悪性疾患であっても眼内悪性腫瘍や血液腫瘍以外であれば，いかなる年齢においても提供が可能である。「救急・集中治療における終末期医療に関するガイドライン〜3学会からの提言〜」[2]では，終末期の状態—全脳機能不全（脳死）や，現行の治療に加えてさらに行うべき治療方法がなく，それを継続しても近いうちに心停止することが予測される状態—において，患者の事前・推定意思に沿って最期を支援することが原則であると示されている。事前・推定意思の1つである臓器・組織提供の希望や可能性については，患者・家族や医療者間で話し合わなければならない。

　ここまでで，臨床現場において臓器・組織提供の適応となりうる患者が予想以上に多いと感じた読者も多いと思う。しかし，臓器提供数世界一のスペインでは脳死・心停止後のドナー数が人口100万人あたり46.9人であるのに対し，日本は0.88人と極めて少ない[3]。一方で内閣府の世論調査では，「臓器提供をしたい」と答えた人が41.9%，「家族が意思を表示していたら家族の臓器提供に同意する」と答えた人が87.4%に上り[4]，国民の思いと実際の臓器提供数に乖離がある。

## 死が不確かな状況下で「臓器提供の話」をすることの難しさ

　その理由は，終末期を迎えた患者・家族・医療者のゴールに至る道筋にあるのではないかと思う。ICUにおいて終末期に至った患者の家族は，呼吸や循環といった生の徴候が存在する中で，さらには人工呼吸器や循環作動薬によってあたかも平穏に見える状況下で患者が終末期であることを理解しないといけない。このような環境での家族の心理的苦痛について多く報告されているのは，医療者から提供される生死に関する情報があいまいな場合である[5]。特に急性期重症患者の終末期の判断は医療者にとっても難しく，皆が終末期であることを認識できず，患者にとって最善のケアを話し合う機会がないまま最期を迎えてしまうこともある。「重篤な状態にあり，予断を許しません」というような面談がよく行われるが，このような死に関する不確かな認識は，家族が死と向かい合い"生"の意味を見出すプロセスの展開を妨げる[6]。その状態での臓器提供の話は"未完の生の中断"という認識を生むのである。

　脳死や終末期の考え方が周知され，その状態での緩和ケアや家族ケアが確立している欧米と日本での患者・家族・医療者の最期の関わりの違いが，臓器提供数の差となって表れているのではないだろうか。

## その人の"生きざま"を共有する

　生命を脅かす疾患でICUに入室した患者や家族の認識は個人の生きざまを反映するもので，必ずしも医療者が予想する通りではない。そのことを医療者が認識し，入室時から患者・家族の思いに関わっていかなければ，両者の溝は広がっていく[6]。救命に関する治療と併行して早期から患者や家族の病気や生死に対する認識，"もしもの時"の意思やこれまでの生きざまをこまめに共有することが，患者や家族が目指す生の達成を協働し，患者の人生の意味を見出すことにつながる。

　「〇〇さんの今の状況をどのように考えておられますか？」「あらゆる手を尽くしても〇〇さんの命を救うことはできません。そう聞いて，ご家族はどうお感じになりますか？」「〇〇さんがお元気だった時，今のような状況になったらどうしてほしいと考えたと思いますか？」「〇〇さんは脳死の状態で臓器提供ができる可能性があります。〇〇さんであればどう考えると思いますか？」…臓器提供は移植医療がなければ終末期となる患者を救う命のリレーであり，残念ながら終末期を迎えた患者の生きざま─連帯，友愛，貢献，思いやり─のゴール，人生最後の光でもある。臓器提供について家族と話をする時，今一度本人や家族の生きざまについて考え，家族との関わりを見直してみるのがいいかもしれない。誰かの生に貢献できた患者・家族の喜びを共有するためにも。

参考文献

1) Arnold RM: Communication skills and futility. In:Crippen DW（Ed.）, End-of-Life Communication in the ICU. p.102, Springer, 2008.

2) 日本救急医学会，日本集中治療医学会，日本循環器学会: 救急・集中治療における終末期医療に関するガイドライン〜3学会からの提言〜. 2014.

3) International Registry in Organ Donation and Transplantation: WORLDWIDE ACTUAL DECEASED ORGAN DONORS 2017. 2018.

4) 内閣府政府広報室: 移植医療に関する世論調査. 2017年11月.

5) Manuel A, Solberg S, MacDonald S: Organ donation experience of family members. Nephrol Nurs J, 37（3）: 229-36, 2010.

6) 田村南海子，塚本尚子: ドナー家族の脳死下臓器提供プロセスにおける体験と心理的軌跡—ドナー家族に対する看護ケアの発展に向けて. 質的心理学研究, 14: 146-65, 2015.

（吉川美喜子，尾迫貴章，渥美生弘）

column

臓器提供の可能性がある場合、家族にいつ、どう伝え、何を一緒に考えるか

# Chapter | 2

## 緩和ケア視点からの評価を
## 通常のケアに統合する
### アセスメント

# 1 救急外来における 緩和ケアニーズのアセスメント

## なぜ筆者が救急医から緩和ケア医に転身したのか？
### ──2つの事例から

　救急医から緩和ケア医になる医師はまだ少ないのではないだろうか？

　筆者は目の前で倒れた人・困っている人に対して適切に対応できる医師になりたいという気持ちから救急の道に進んだが，救急医学の知識だけでは対応が難しいと感じる場面にしばしば遭遇した。まず皆さんに救急医から緩和ケア医に転身するきっかけとなった事例を紹介することを通して，救急と緩和ケアの「実は密接な」関連性について考えていきたいと思う。

**症例 1** 40歳女性，自殺による救急搬送

　自宅で首を吊っている状態で発見。救急隊接触時は心停止であった。来院後，直ちにACLS（Advanced Cardiovascular Life Support，二次心肺蘇生）を30分ほど実施したが蘇生の見込みはなく，そのまま死亡確認する方針となった。病院の方針で家族が蘇生行為を見ることを希望した場合には見ていただくこととしており，本例では患者の夫が同席を希望した。以下が蘇生現場での上級医と家族の会話である。

医師「心臓の動きが戻る可能性は極めて低く，蘇生を中止しようと思いますがよろしいですか？」

患者の夫「なんで助けてくれないんですか？ 戻る可能性が少しでもあるならやってください！ 死んじゃうじゃないですか！」

医師「でも，これ以上心臓マッサージをしても肋骨が折れるだけでかわいそうですし。効果が低いので。わかってください」

患者の夫「肋骨が折れても生き返るなら続けてほしいです。昨日まで元気だったんですよ。諦められるわけないじゃないですか！ やめるかどうかって私が決めないといけないんですか？ 家族に電話で相談してきていいですか？ 続けてください！ 子どももまだ小さいんです！ 死んだら困りますから」

医師「あと少し続けますが，戻らないと思います。その際には中止します」

会話が終わった後に夫は救急外来で号泣し，過換気になった。救急外来にはその間もひっきりなしに救急搬送があり，サイレンが鳴り響き，緊張と喧騒の中に家族は置かれていた。

　その後しばらく蘇生処置が続けられたが反応は見られず，死亡確認することになった。死亡確認時，患者の夫は冷たくなった患者の肩を揺すって「なんで死んだんだよ！　なんで…」と泣き続けていた。救急医からは「検死が必要ですので，警察を呼びますね」と説明され，患者はその後検死となった。

　このご家族に，筆者はどのような声をかけたらよかったのだろうか？　患者の夫は非常につらい気持ちを抱えているはずであり，うつ病などの気分障害を発症しないだろうか？　今後誰がこの家族を支えるのだろうか？　目の前で混乱している患者の夫に何もすることができず，強い不全感を感じた。

　救急医の多くは日常診療において，このような場面をたくさん経験しているのではないだろうか？　誰かと気持ちを共有したり，振り返りを行ってどうしたらよいか話し合いたいけれど，診察しなければならない患者は外来に溢れかえっており，不全感を心の中の箱にギュッと押し込んで，無理やり気持ちを入れ替える。冷たい水を飲んで，深呼吸をし，別の患者さんに「今日はどうされましたか？」と笑顔で話しかける…。

　そもそも救急医は救急外来において複数の症例を同時にマネジメントする必要があるため，1人ひとりの患者・家族とゆっくり腰を据えて話すことに慣れていない。そして，コミュニケーションの内容や方法について組織的な教育は行われておらず，上級医や同僚からフィードバックを受ける機会もない。医療チーム全体で振り返ることも少ないのではないだろうか。

　このようなことをずっと繰り返して経験値だけ上がっても，つらい気持ちを心の中にしまい込むのは上手になるかもしれないけれど，家族の気持ちのつらさに対応できる医師にはなれないのではないか？　コミュニケーションやつらい気持ちへの対応，スピリチュアリティについての勉強が必要であることを痛感し，自分にとってとても大きな転換点となった事例であった。

症例
## 2　95歳女性，敗血症性ショック

　施設から依頼があり救急搬送された。もともと寝たきりで認知症があり，会話が困難な状態だった。朝方に施設の職員がバイタルサインの測定をしたところ，収縮期血圧が50mmHgしかないことに気づき救急要請。来院時は敗血症性ショックの

状態であり，救急外来で輸液，酸素投与，昇圧剤，抗菌薬投与が開始された。以下は医師と施設の職員の会話である。

医師「昇圧剤で血圧は上がってきたのですが，酸素の数値が上がってこないので人工呼吸器をつける可能性があります。ご家族と連絡は取れていますか？」
施設の職員「ご家族とはまだ連絡がつかないです。あと，こんなこと言っていいかわからないのですが…，一応施設でも看取りは可能ですがどうしますか？ 本人はそこまでの治療を希望されてないと思うのですが…。他の職員がびっくりして救急車を呼んでしまって」

　結局すぐにご家族と連絡はつかず，方針が定まらないため患者は入院となった。後ほど家族と相談した結果，人工呼吸器などはつけない方針となり，患者はそのまま病院で亡くなった。

　この時の施設の職員の言葉は，自分の中で新鮮だった。この患者は本当に救命することを希望していたのだろうか？ 実は患者は終末期で亡くなる過程にあったものを，自分たちが無理やり延命したのではないか？ 救急医は死と向き合わないといけない職業なのに，このままずっと"とりあえず"救命だけしていていいのか？ そして，亡くなっていく人たちをきめ細かく丁寧に診療することを経験しておかないと，救急現場で患者さんにとって最善の治療は何かを即座に判断することは難しいのではないか？ と感じた。さらに，「在宅や施設で看取りを」と言われても，家に帰った後の医療のイメージが全くわからなかった。病院に勤めている医師にとって在宅や施設での患者の生活はブラックボックスである。これから在宅医療を受ける患者が増えていく中，救急医であっても在宅や施設でどのような医療やケアが提供できるのかを知らなければならないと強く感じた。

　症例❶のように，助かる可能性が限りなくゼロに近いにもかかわらず家族が蘇生措置を強く希望するケース，そして症例❷のように，（おそらく）誰も望んでいない救命処置を疑問を抱きながらも続けるケース。これら2つの事例に共通するのは，そこに緩和ケアという視点が入ってくれば，患者や家族，そして医療者にとってよりよいアウトカムが得られるかもしれない，という点である。

　死が目の前に迫る救急の場で，患者や家族が必要としているのは治療（cure）だけではなく，緩和ケア（care）なのかもしれない。刻々と変わる容態の変化の中で今求められる緩和ケアを判断し提供すること，そしてその経験を重ねることで救急外来での診療に緩和ケアを統合していくことこそが，救急現場に求められているように思う。

　そこで本項では，救急外来での診療に緩和ケアを統合するために欠かせないスキルと

して，救急患者に対する緩和ケアニーズのスクリーニングに焦点を当て，近年蓄積されてきたエビデンスや当院での実践をもとに解説していきたい。

# なぜ救急外来での診療に緩和ケアを統合するのか?

　日本の救急医療は外傷を中心に発展してきており，高齢者や終末期の患者に対する救急医療についてはまだ発展の余地があると思われる。「発展」には，より多くの命を救うという面はもちろんだが，人生の最終段階にある患者のケアの質の向上という側面もある。その背景にあるのは，90歳代以上の高齢者やがんや慢性疾患をもった，人生の最終段階にある多くの患者が救急外来を受診するという日本の現状である。このような患者の多くには，潜在的な緩和ケアニーズがあり，それを適切に把握し必要なケアを提供していくことは，救急医療の発展に大いに寄与するものと考える。

　救急外来での診療に緩和ケアを統合することの効果については系統的レビューが行われており，通常のケアに対して生存期間に影響はなく，QOLが改善し，入院期間の短縮とホスピスケアサービス利用が増加することが明らかとなっている[1]。また，明確なエビデンスはないが，救急外来での診療と緩和ケアの統合は，医療者のバーンアウトを防ぐことにつながる可能性がある。救急医は医師の中でもバーンアウトする確率が高い専門診療科であり，救急医自身が基本的な緩和ケアのスキルを身につけることで，感情的な消耗や非人格化を防ぐ可能性があると考えられる。

# 救急外来において，緩和ケアのニーズが高い患者をどのようにスクリーニングするか?

　救急外来にはケアのニーズが顕在化し，通常の生活が送れなくなった人（例えば，慢性疾患の増悪・ADL低下・精神状態の変化・介護者の不足などの社会的問題，経済的問題，予後や治療に対する不安などがある人）が多数受診する。救急外来診療に緩和ケアを取り入れるためにまず行うべきことの1つは，緩和ケアのニーズがあるかどうかをスクリーニングすることである。本項では米国での取り組みをもとに，具体的な手順を3段階のStepで説明する[2]。このスクリーニングツールの平均使用時間は1.8分であり，70%の救急医が有用であると考えている[3]。

## Step 1　一次スクリーニング

　患者に，予後が限られた疾患（life-limiting illness）があるかどうかを中心にスクリーニングする。

以下の疾患や状態がないかチェックする。Step1で1つでもチェックされた場合は，Step2に進む。1つもチェックされなかったらスクリーニングは終了する。

□ 進行した認知症・中枢神経疾患（脳血管疾患，ALS，パーキンソン病など）：歩行やトイレで介護の手間が大きい，会話ができない

□ 進行した悪性腫瘍：転移がある，もしくは局所的な進行がある

□ 末期腎不全：透析中，もしくは血清クレアチニン6mg/dL以上

□ 進行した慢性閉塞性肺疾患（COPD）：在宅酸素が導入されている，もしくは安静時呼吸困難がある

□ 進行した慢性心不全：慢性的な呼吸困難や胸痛，安静時や軽労作で倦怠感

□ 末期肝疾患：難治性腹水，肝性脳症，吐血

□ 敗血症性ショック：基礎疾患をもっており，ICU入室が必要

□ 死が切迫している状況，医師が緩和ケアが必要と判断：80歳以上の高齢者／多発肋骨骨折／頭蓋内出血の高齢者，AIDS末期

## Step 2　二次スクリーニング

□ surprise question（SQ）注）陽性：「この患者が1年以内に死亡したら驚くか？」と自問自答して驚かないと考えた場合

□ 頻回の救急外来受診：6か月間に2回以上の受診

□ コントロールできない以下の症状がある：痛み／呼吸困難／うつ／倦怠感

□ ADLの低下がある：頻回な転倒／食事摂取量の低下／活動性の低下／褥瘡

□ 治療・ケアのゴールが不明確／介護者のストレスが著明

注）SQは，質問の感度77%，特異度56%，陽性的中率32%，陰性的中率90%とされており[4]，予後予測のための尺度としては不適切だが，そこそこの感度をもっており，人生の最終段階にある患者を特定する意義はある。現時点では，救急外来での緩和ケアスクリーニングとして最も手早くかつ有用なツールの1つといえるかもしれない[5]。

　以上の5つの項目のうち2つ以上チェックがある場合は緩和ケアニーズがあると判断し，Step3に進む。

## Step3　トリアージ：緩和ケア介入の緊急度を判断する

●緊急度：低

　現在起こっている問題に対して，外来で基本的な緩和ケアを提供し，パンフレットなどを渡す／外来で緩和ケア専門家に紹介する。

●緊急度：中

　外来で基本的な緩和ケアを提供し，救急受診から72時間以内に再度評価を行う。必

要に応じて緩和ケア専門家に紹介する。

●緊急度：高

救急外来で基本的な緩和ケアアセスメントを行い，緩和ケア専門家にすぐに相談する。

# 実際にどのように救急外来で緩和ケアを提供するか？

救急外来でどのように緩和ケアを統合するかについて，自らの経験をもとに救急外来での時間軸に沿って述べる。

## 1 診察前

患者が救急車で来院することが決定した場合で，その患者に受診歴がある時は電子カルテにアクセスし，既往歴，内服薬歴，ADL，基礎疾患，予後規定疾患（life-limiting illness）の有無とその進行度，認知機能などを特定する。さらに，事前指示としてDNAR（Do Not Attempt Resuscitation）やDNI（Do Not Intubation）の指示やACP（Advance Care Planning）の情報を検索する。もしあればそれはいつ記載されたものか，適切な説明をされずに背景がわからないまま行われた事前指示ではないかもチェックしておく。施設から搬送される場合は，家族やキーパーソンに連絡されているかなども確認する。

## 2 来院〜診察・検査・治療

来院し，診察が始まると通常の診察・検査・治療と並行して，前述した緩和ケアスクリーニングを行い，スクリーニング陽性である場合は迅速緩和ケア評価と予後予測を行う。

迅速緩和ケア評価として，以下のABCDが提唱されている[6]。

- ACP（Advance Care Planning）
- Better symptom（症状緩和，特に鎮痛）
- Caregiver（介護者，同伴者）
- Decision making capacity（意思決定能力）

救急医療の現場ではABCD評価（Airway, Breathing, Circulation, Dysfunction of CNS）がよく行われており，この順番に診察せよとトレーニングを受ける。しかし，上記の迅速緩和ケア評価はABCD順に行う必要はなく，臨床ではB→D→C→Aの順になることが多いので，本項ではその順番に沿って説明する。

### ●Better symptom（症状緩和，特に鎮痛）

つらい症状がある場合は，まずその症状を緩和しないと十分なコミュニケーションを

取ることは難しい。まずは原疾患の治療と症状緩和が優先される。特に人生の最終段階にある患者では，痛み，呼吸困難，不安などの頻度が高い。

　中でも痛みはQOLを低下させるため，迅速な対応が必要である。救急外来での疼痛治療は症状をマスクしてしまうため行うべきではないとの意見もあるが，急性腹症に対して鎮痛薬（オピオイド）を使用しても診断治療に影響を与えず，有意に患者の苦痛を和らげることを明らかにした研究[7]もあり，症状が強い場合には積極的な鎮痛を考慮する。

● Decision making capacity（意思決定能力）

　意思決定能力は病名・年齢・態度・社会的背景から憶測しないことが重要である。例えば，高齢だから，認知症の病歴があるから，といって意思決定能力がないと判断することは危険である。以下の4つの要素に分けてアセスメントをすることが重要である。

❶ 理解（説明された内容を一般的な知識として理解し復唱できるか）
❷ 認識（病状と意思決定を自分のこととして捉えられているか）
❸ 論理的思考（決定内容は選択肢の比較や自身の価値観に基づいて一貫しているか）
❹ 表明（自身の考えや決定内容を伝達できるか，口頭でなくてもよい）

● Caregiver（介護者，同伴者）

　Care giverは誰であるかを特定することが重要である。Caregiverは同伴者とは限らない。普段は老老介護であるが，救急車を呼んだため一緒に住んでいない子どもが一緒に来る時などもあるので，改めて確かめておく必要がある。

● ACP（Advance Care Planning）

　救急外来でもACPの話し合いをすることは可能である。もちろん主治医があらかじめ行うことが理想的だが，救急外来での話し合いがきっかけになることもあるため，機会を逃さずに実践することが望ましい。救急外来は患者の状態が切迫しているため，話し合いをせざるをえない状況になることもあり，検査結果待ちなどの時間を利用して患者自身が考えている病状や今後の経過，大切にしたいこと，望んでいる治療などを聞くことができるよい機会になることがある（多忙な時にするのは困難なことも多いが）。筆者の経験では，救急外来で話し合いのきっかけをもつことがその後の質の高いケアにつながる印象がある。

## 重症度に応じた緩和ケアの提供

　次に，患者の状態に応じた緩和ケアの提供について，軽症・重症・心停止に分けて考

えてみる。

## 1 │ 軽症の場合 (図1)

多くの場合，トリアージの軽症，中等症に当たる。該当する患者の多くは入院する必要がなく，帰宅が可能である。このような場合特に気をつけたいのは"transition of care"の視点である。家に1人で帰ることはできるのか？ 家に帰ったとしたら介護者は誰なのか？ 外来に通院することはで可能か？ など，帰宅してからのケアの継続性の視点が必要である。また身体的な問題以外に心理社会的問題などが隠れていることがあり，これらの問題から救急外来や救急車を頻用しているケースは枚挙にいとまがない。救急外来でこれらの心理社会的問題を捉えて，ソーシャルワーカーや地域資源の力も借りて根本的な問題解決をすることが重要である。また，ACPのきっかけをつくることができた場合は，電子カルテへの記載に加えて，外来主治医や看護師などと電話やメールなどで個別に連絡をし合うことも重要である。

## 2 │ 重症の場合 (図2)

患者にショックや呼吸不全がある場合は，基本的な救命処置や輸液治療などをしながら，侵襲的な処置，中心静脈カテーテルの確保や人工呼吸器の使用などを考える必要がある。患者に意思決定能力が十分にあるのであれば，病状と今後の見通しを話し合った上で，患者と今後の治療やケアの目標を共有するのがよい。つい，侵襲的な処置をするかしないか，procedure orientedに，つまり次に行う手技や行動を中心とした会話を患者としてしまいがちであるが，あくまで患者のケアのゴールを確かめることが重要であ

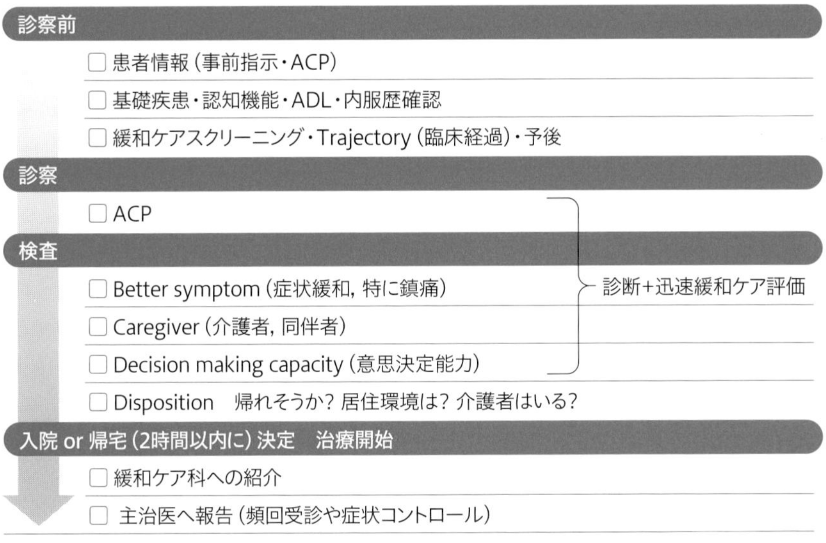

**診察前**
- ☐ 患者情報 (事前指示・ACP)
- ☐ 基礎疾患・認知機能・ADL・内服歴確認
- ☐ 緩和ケアスクリーニング・Trajectory (臨床経過)・予後

**診察**
- ☐ ACP

**検査**
- ☐ Better symptom (症状緩和, 特に鎮痛)
- ☐ Caregiver (介護者, 同伴者)
- ☐ Decision making capacity (意思決定能力)
- ☐ Disposition　帰れそうか? 居住環境は? 介護者はいる?

→ 診断+迅速緩和ケア評価

**入院 or 帰宅 (2時間以内に) 決定　治療開始**
- ☐ 緩和ケア科への紹介
- ☐ 主治医へ報告 (頻回受診や症状コントロール)

**図1 │ 救急外来における緩和ケア統合のフロー：
軽症から中等症で帰宅も検討されるケース** (筆者作成)

る。患者がどのように病状を理解しており，今後どのような治療・ケアを望んでいるかを把握するとよい。患者のケアのゴールは様々である。いくつか例を挙げてみる。

- 娘の成長を見続けたいというのが第一希望なので，元気になる可能性が少しでもあるなら，どんなつらい治療でもがんばりたい。
- 今まで十分に家族と共に過ごすことができたので，たとえ治療を行ってもつらい時間が長くなることが予想されるならば，生きることができる時間が短くなったとしてもできるだけ苦痛なく自然に見送ってほしい。
- 身体的に不自由であっても，家族と会話できるのであればできるだけ長く生きていたい。

　患者の大切にしたいことを十分に把握し，それを達成するために必要となる処置を行うという考え（goal-oriented care）が重要である。予後が不確実な場合はtime-limited trial（一定の期間集中治療を含む治療を行ってみて，効果を見極める手法）を行うこともある[8]。そして，してほしくない治療やケアがないか（例えば，前回入院時に人工呼吸器につながれたが，死んだほうがマシだと思うくらいつらい体験をしており，絶対に避けたい，など）も確認しておく必要がある。

　治療・ケアの目標や今後の方針を話し合う時に役立つコミュニケーションの方法がBest Case/Worst Case（BC/WC）の考え方である。具体的には，「考えられる一番よい経過（Best case）をたどると…となることが予想され，一番よくない経過（Worst case）では…となることが予想されます。最も可能性が高い（Most likely）のは…となることです」などのように，今後の予想される経過を幅をもって，患者の治療・ケアの

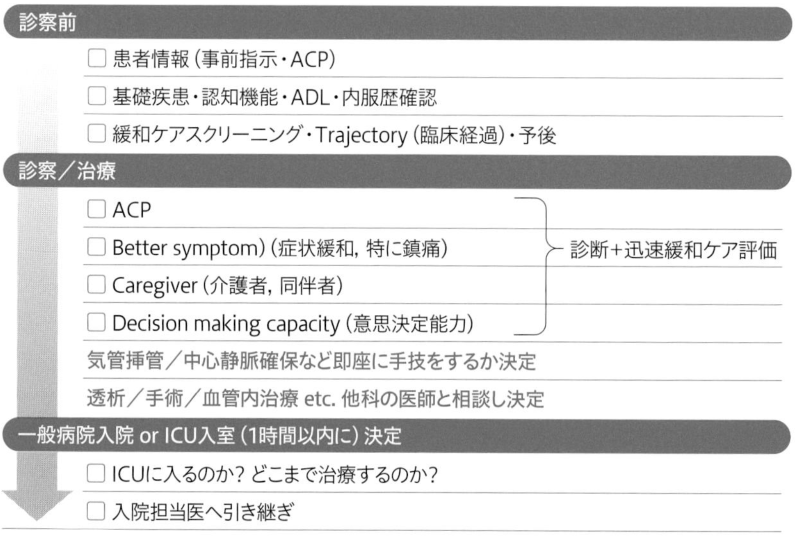

**診察前**
- ☐ 患者情報（事前指示・ACP）
- ☐ 基礎疾患・認知機能・ADL・内服歴確認
- ☐ 緩和ケアスクリーニング・Trajectory（臨床経過）・予後

**診察／治療**
- ☐ ACP
- ☐ Better symptom）（症状緩和, 特に鎮痛）
- ☐ Caregiver（介護者, 同伴者）
- ☐ Decision making capacity（意思決定能力）

⟩ 診断＋迅速緩和ケア評価

気管挿管／中心静脈確保など即座に手技をするか決定
透析／手術／血管内治療 etc. 他科の医師と相談し決定

**一般病院入院 or ICU入室（1時間以内に）決定**
- ☐ ICUに入るのか? どこまで治療するのか?
- ☐ 入院担当医へ引き継ぎ

図2｜救急外来における緩和ケア統合のフロー：
中等症から重症で入院もしくはICU入室も検討されるケース（筆者作成）

変化やADLなどを具体的に示しながら説明するものである。より具体的なイメージがわくため、患者の意思決定の助けになると考えられている[9]。

## 3 心停止の場合 (図3)

病院到着時に心停止の状態で、救急外来でACLSを実施している状況を想定して述べる。

心停止の場合は、目撃があるか・バイスタンダーCPRの有無（救急隊より先に目撃者などがすぐに胸骨圧迫したか）・初期波形を確認することが極めて重要である。なぜなら、それにより蘇生率・社会復帰率が大きく異なるからである[10]。

蘇生の際には生命予後だけでなく神経予後を考えるが、通常の蘇生では介助なく日常生活を行うことができるのは3%であり、社会復帰できるのは0.6%〔ECPR（体外循環式心肺蘇生）群で社会復帰したのは6.4%〕という結果であることを理解すべきだろう[11]。

病院到着時に患者が心停止の場合は、病院到着時からACLSが開始されることが多い。来院時までに救急隊と連絡し、ACPの話し合いならびにAD〔Advance Directive、事前指示書（書）〕の有無、家族の心肺蘇生などに対する意向を聞いておくことが望ましい。患者の状況によっては、ACLS実施の差し控えの判断をする必要がある。

ACLSを開始した場合も、人員が許されるのであれば、スタッフから1人家族対応を行う者をあらかじめ決めておき、家族に患者の状況、今までの病状を聞き、もう一度ACPの話し合いならびにADの有無について確認する。蘇生の中止や差し控えを検討する必要がある場合は、至急患者のケアにあたっている責任者と連絡を取れるようにする。また、家族の動揺や心のつらさ、予期悲嘆について必要なケアを行う。

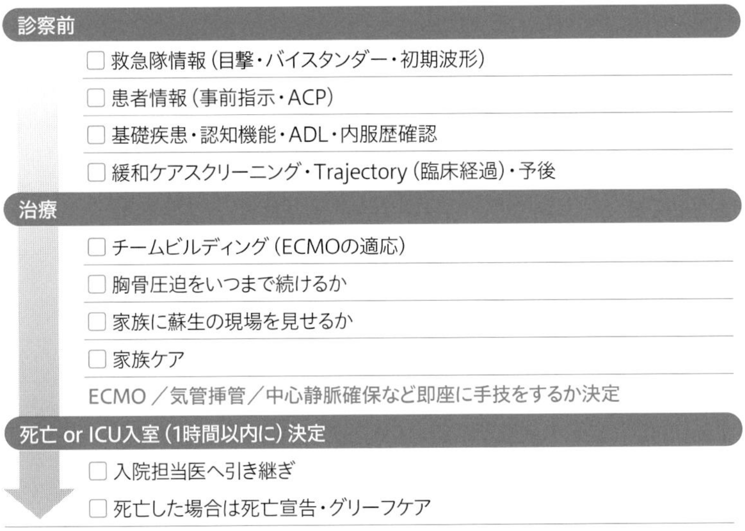

**診察前**
- ☐ 救急隊情報（目撃・バイスタンダー・初期波形）
- ☐ 患者情報（事前指示・ACP）
- ☐ 基礎疾患・認知機能・ADL・内服歴確認
- ☐ 緩和ケアスクリーニング・Trajectory（臨床経過）・予後

**治療**
- ☐ チームビルディング（ECMOの適応）
- ☐ 胸骨圧迫をいつまで続けるか
- ☐ 家族に蘇生の現場を見せるか
- ☐ 家族ケア
- ECMO／気管挿管／中心静脈確保など即座に手技をするか決定

**死亡 or ICU入室（1時間以内に）決定**
- ☐ 入院担当医へ引き継ぎ
- ☐ 死亡した場合は死亡宣告・グリーフケア

図3｜救急外来における緩和ケア統合のフロー：
　　 心停止のケース（筆者作成）

また，患者の状態を継続的に家族に伝え，患者の意向を尊重したケアを実践するために患者の推定意思を尊重するとともに，家族の考えに耳を傾けるとよい。このような患者はそのまま外来で死亡確認になることが多いが，その際には，家族が心理的ショックを受けないように環境を整えたり（例：リネンを交換する，衣服や髪を整える，体液付着を取り除き清潔にするなど），医療者の服装を整える，私語を控える，などが必要である。また病状説明の仕方，死亡確認に際してのコミュニケーションの取り方などについてもあらかじめ研修・教育が行われることが望ましい。

# 迅速緩和ケア評価ABCDに沿った緩和ケアの統合の実際

　先に説明した迅速緩和ケア評価のABCD（下記）に則って，実症例でどのように緩和ケアを統合するかをイメージしてもらいたい。

- ACP
- Better symptom（症状緩和，特に鎮痛）
- Caregiver（介護者，同伴者）
- Decision making capacity（意思決定能力）

---

症例
**3**　85歳女性，慢性腎不全，NOMI

　糖尿病性腎症から慢性腎不全となり，20年前から週3回人工透析を受けていた。軽度の認知症はみられたが，身の回りのことは自分でできていた。ADLは自立。本日昼頃から激しい腹痛があり来院。血圧も低下し，意識も混濁していた。造影CTの結果，NOMI（Non-Occlusive Mesenteric Ischemia，非閉塞性腸間虚血）と診断された。

---

　通常の急性期治療と合わせて，どのように緩和ケアを統合し提供していくかを考えてみたい。

## ●Better symptom

　まず，痛みを評価して鎮痛を行った。呻き声をあげており，終始痛がっている状態であった。腹部に著明な圧痛を認め，フェンタニル50μgを緩徐に点滴投与し，鎮痛を図った。

## ●Decision making capacity

　患者は痛みが強く，軽度のせん妄状態にあった。病状を説明すると，腸の血管に血が流れなくなったためにこの病気が起こっていることはわかっており，重症であることも理解できているようであったが，治療方針については決めることができなかった。理解と認識はある程度できているものの，論理的思考は十分にできているとはいえなかったが，簡単な生理的要求を表明することは可能であった。せん妄の状態であり，意思決定能力は十分でないと判断した。患者は代理意思決定者を事前に決めてはいなかった。一緒に来院した同居する高齢の夫が代理意思決定者となることを申し出た。

## ●Caregiver

　近くに住む長男夫婦と遠方に住む長女に電話連絡し，来院してもらうこととした。夫の認知機能は正常であり，60年以上助け合って生活してきていることから，夫と今後の治療・ケアについて相談することとした。

## ●ACP

　事前指示やACPの話し合いがあったかを夫に確認した。妻のかかっている透析クリニックで，一緒に通院している友人が徐々に亡くなっていくのを見ており，いつかは自分にもそういう時が来るかもしれないことを夫婦で話していたという。

　そして妻はできる限り家族に迷惑をかけず，自立して生活することを大切にしており，ずっと入院が続いたり，誰かの世話になるのであれば，透析を続けたくないと繰り返し話していたという。

### 方針を決定するためのエビデンスとBC/WC

　NOMI患者の院内死亡率は77％である。自宅退院ができる患者は5％にとどまり，48％は手術や血管内治療の適応がなかったことが研究からわかっている[12]。

- Best case：手術やIVRの治療がうまくいき，自宅に帰ることができる。ただし，ADLは今より落ちるだろう。自宅退院の確率は5％以下と予測される。
- Worst case：手術する／しないにかかわらず，80％が入院中に死亡する。
- Most likely case：数日で亡くなる可能性が最も高い。仮に治療ができたとしても，その後寝たきりとなり，入院中もしくは転院後に急変して死亡する可能性が高いだろう。

　本人にとっての最善を，夫と共に話し合った。近くに住む長男夫婦も加わり，本人の価値観に照らし合わせ，手術は行わず，看取りを含めた緩和ケアを中心とした治療・ケアをすることになった。また，心肺停止時に蘇生は行わない方針となった。

特別養護老人ホームに入所中。認知症はないがADLは全介助の状態であった。高血圧，脳梗塞後遺症の既往あり。昨日から元気がなく食欲が低下しており，夕方から発熱。今朝から意識障害がみられ，呼吸が促迫してきたため救急車で来院した。誤嚥性肺炎からARDS（Acute Respiratory Distress Syndrome，急性呼吸窮迫症候群）を起こしている状態であると判断された。酸素10LでSpO$_2$ 90% であり，緊急気管挿管の上で人工呼吸管理が必要な状態であった。

通常の急性期治療と合わせて，どのように緩和ケアを統合し提供していくかを考えてみる。

### ●Better symptom

せん妄があり，酸素マスクを外してしまうため，セレネース®を経静脈的に投与した。呼吸困難の緩和としてのオピオイド投与については，急性期で行うエビデンスはほぼ存在しない。呼吸不全の治療が緩和ケアとなるため，酸素投与・抗菌薬治療を行う。標準治療を行っても症状が緩和されない場合は，早期からオピオイド持続投与を検討する。

### ●Decision making capacity

患者はなんとか自分の名前を答えることができ，苦しい，痛い，暑いなど症状を訴えることはできるが，それ以外の質問に答えることは難しい状態。病状を説明し理解を尋ねても返答はない。理解，認識，論理的思考の能力は十分でない。表明の能力はあるが限定されている。代理決定が必要な状態であったが代理意思決定者は不明。家族(長女)の連絡先はわかるが電話をしても連絡はつかない。施設の職員のみ来院。

### ●Caregiver

施設職員に病状説明を簡単に行った。家族(長女)に引き続き連絡を取ることとした。

### ●ACP

以前のカルテから急変時の対応や話し合い記録を探したが見つけられなかった。施設の職員に以前からのACPやADについて確認した。施設内で心肺停止の状態で発見された時は蘇生しない方針が確認されていたが，それ以外の方針は不明であった。また患者は病院嫌いで，とにかく病院での治療や入院を嫌がっていたという。施設での生活には満足していた様子だったとのこと。患者の治療・ケアの方針を決めるため，救急医療チー

ムで患者にとって最善の治療方針は何かを考えることとした。

65歳以上の高齢患者の緊急気管挿管後の予後は，家に帰ることができるのが24％で，院内死亡が33％である。90歳以上では50％が院内死亡で，36％が転院後死亡，生存するのが14％である[13]。この患者を気管挿管し人工呼吸管理した時のBC/WCを考えてみる。

- Best case：抗菌薬治療が奏効し，抜管後施設に戻ることができる。しかしながら，もともとADLが全介助であったことを考えると，この確率は15％以下であろう。また，この経過をたどっても，以前よりADLは落ちることが予想される（施設に戻ることができるが，以前よりもADLは低下する）。
- Worst case：入院中に死亡する（50％の確率）。
- Most likely case：呼吸器を装着したまま寝たきりの状態となり，栄養は胃瘻から取ることになる。その場合，もとの施設には戻ることが難しく，近くの病院に転院してそこで命を終えることになるだろう。

その場に居合わせた医療者で多職種カンファレンスを行い，患者にとって最善の医療は何かを考えた。人工呼吸管理とした場合でも，高い確率で死亡するかもしくは人工呼吸器依存となる可能性が高く，患者が望まない病院での生活が続くことが予想されるため，気管挿管，人工呼吸管理はしない方針とし，HFNC（High-Flow Nasal Cannula Oxygen，高流量鼻カニュラ酸素療法）で治療を開始した。翌日来院した長女もその方針に同意した。

# 救急の診療（cure）と緩和ケア（care）の統合に向けて

厚生労働省「保健医療2035提言書」（2015年）では，疾病の治癒と生命維持を主目的とするcure中心の時代から，慢性疾患や一定の支障を抱えても生活の質を維持・向上させ，身体的のみならず精神的・社会的な意味も含めた健康を保つことを目指すcare中心の時代へ転換を図ることが掲げられている[14]。救急医療はできる限り多くの命を救うことを第一義としており，その重要性は変わらないが，同時にできる限り患者・家族の生活の質を向上させるために，今こそ緩和ケアを救急医療に統合させるべきである。救急と緩和ケアは正反対なものと捉えられがちであるが，そうではない。実はその緊急性も，ケアの濃さも，そして医療者の情熱も変わらず，同時に提供が可能で，より医療とケアの質を高め合う存在である。

参考文献

1) Wilson JG, English DP, Owyang CG,et al.: End-of-life care, palliative care consultation, and palliative care referral in the emergency department: a systematic review. J Pain Symptom Manage, 59（2）:372-83, 2020.

2) George N, Barrett N, McPeake L,et al.: Content validation of a novel screening tool to identify emergency department patients with significant palliative care needs. Acad Emerg Med, 22（7）:823-37, 2015.

3) Ouchi K, Block SD, Schonberg MA,et al.: Feasibility testing of an emergency department screening tool to identify older adults appropriate for palliative care consultation. J Palliat Med, 20（1）:69-73, 2017.

4) Ouchi K, Jambaulikar G, George NR,et al.: The"surprise question"asked of emergency physicians may predict 12-month mortality among older emergency department patients.J Palliat Med,21（2）:236-40, 2018.

5) Zeng H, Eugene P, Supino M: Would you be surprised if this patient died in the next 12 months? Using the surprise question to increase palliative care consults from the emergency department. J Palliat Care, 35(4): 221-5, 2020.

6) Eric Bryant: Chapter2 Rapid Palilaitve Care Assessment. In：DeSandre PL,Quest TE（Eds.）, Palliative Aspects of Emergency Care. p.19, Oxford University Press, 2013.

7) Manterola C,Vial M, Moraga J,et al.: Analgesia in patients with acute abdominal pain.Cochrane Database Syst Rev,（1）: CD005660, 2011.

8) Vink EE, Azoulay E, Caplan A, et al.: Time-limited trial of intensive care treatment: an overview of current literature. Intensive Care Medicine, 44（9）:1369-77, 2018.

9) Kruser JM, Nabozny MJ, Steffens NM, et al.:"Best Case/Worst Case":Qualitative evaluation of a novel communication tool for difficult in-the-moment surgical decisions. J Am Geriatr Soc, 63（9）:1805-11, 2015.

10) 日本心臓財団：循環器最新情報，令和元年版 救急・救助の現況 総務省消防庁.
https://www.jhf.or.jp/pro/info/kyukyu.html（アクセス日：2020年9月29日）

11) Sakamoto T, Morimura N, Nagao K, et al.: Extracorporeal cardiopulmonary resuscitation versus conventional cardiopulmonary resuscitation in adults with out-of-hospital cardiac arrest: a prospective observational study. Resuscitation, 85（6）:762-8, 2014.

12) Sakamoto T, Fujiogi M, Matsui H, et al.:Clinical features and outcomes of nonocclusive mesenteric ischemia after cardiac surgery: a retrospective cohort study. Heart Vessels, 35（5）:630-6, 2020.

13) Ouchi K, Jambaulikar GD, Hohmann S, et al.: Prognosis after emergency department intubation to inform shared decision-making. J Am Geriatr Soc, 66（7）:1377-81, 2018.

14) 厚生労働省「保健医療2035」策定懇談会：保健医療2035提言書. p.10, 2015.
https://www.mhlw.go.jp/file/04-Houdouhappyou-12601000-Seisakutoukatsukan-Sanjikanshitsu_Shakaihoshoutantou/0000088647.pdf（アクセス日：2020年8月14日）

（石上雄一郎）

# 2 | ICUにおける緩和ケアニーズの アセスメント

## はじめに

　この項では，集中治療室（以下，ICU）での治療・ケアに緩和ケアをどのように統合するかについて述べる。緩和ケアは，重篤な状態にあり，生命の危険に直面するすべての患者・家族を対象として提供される。この概念を聞いただけで，ICUに入院している患者・家族の多くが緩和ケアの対象になることが理解してもらえるのではないかと思う。

　米国では，全死亡者の20%がICU治療中やICU退室後に死亡しており[1]，ICUに入室した患者の院内死亡は10〜29%である[2]。また，約10万人のICU生存退室者（ICUサバイバー）は，退院後重篤な慢性疾患（chronic critical illness）の治療・ケアを継続的に受けている[3]。

　一方，日本のICU入室患者のICUでの死亡率は3.8%，病院死亡率は8.2%となっている。この死亡率の差は，わが国のICUは手術など予定入室患者が多いことや，米国のICUで行われる治療中止が日本ではあまり一般的ではないこと，がん患者の入室が少ないことなどがその理由として考えられている[4]。

　人工呼吸器を装着したまま一般病棟に移動する患者や他院への転院が必要な患者に代表されるような，ICU退室後に身体障害・認知機能障害・精神機能障害が起こるPICS（Post Intensive Care Syndrome）の患者も，緩和ケアが必要な患者と考えてよい（→p44）。

　米国の専門的緩和ケアをサポートするCAPC（Center to Advance Palliative Care）では，ICUにおける緩和ケア推進のためのプロジェクトIPAL-ICU（Improving Palliative Care in the ICU）の中で，ICUにおける医療と緩和ケアを統合すべき理由を4つ挙げている[5]。

❶患者や家族は，治すことができる病気を治してほしいと考えていると同時に，つらい症状を緩和してほしいと望んでいる（症状緩和のニーズがある）。

❷医療者はどの患者が死亡し，どの患者が慢性経過で長期滞在し，どの患者が改善してICUから退室するかを正確に予測することは難しい（すべての患者に緩和ケアが必要な可能性がある）。

❸医療者・患者・家族のいずれも治療のゴールを急に変更することはできない（緩和ケアをあらかじめ全例に入れておかないと，必要な時に利用することができなく

なる）。

❹集中治療と緩和ケアは対極にある存在ではなく，協力し合える存在である（見通しが
　はっきりしない状態でも，本人にとっての最善を目指すスタンスは共通であるため）。

　また，ICUは看護師・医師ともにバーンアウトやPTSDのリスクが高い職場であるが，
ICUと緩和ケアの統合によって医療者と患者のコミュニケーションが促進され，改善さ
れることにより，ICUスタッフの心理面の葛藤やストレスが軽減する可能性が期待され
ている[6,7]。

## ICUで緩和ケアを行うメリット

　ICUにおいて早期から緩和ケアが介入することにより，患者が治癒することが難しい
状態となった時に，緩和ケアに重点を置いた治療ゴールが設定されるまでの時間が早く
なり，無益な治療が減り，ICU滞在期間が短くなる。また同時に，死亡率を増加させる
ことなしに，ケアのコストが軽減するといわれている[8-11]。

## ICUにおいて緩和ケアのニーズが高い患者を　どのようにスクリーニングするか？

　前項までに示してきたように，ICUでは緩和ケアのニーズが高く，緩和ケアの導入に
より患者・家族のQOL，QOD（Quality of Death）の向上を図ることが可能である。緩
和ケアを導入するための重要な手段の1つが，ニーズスクリーニングである。ICUにお
ける緩和ケアスクリーニングは米国を中心に多くの施設で取り組まれているが，代表的
なものは以下の3つのプロセスからなる。

❶ICU入室者全員を対象にする（術後管理の患者を含む）。
❷スクリーニングの結果を解釈してトリアージする。
❸基本的な問題はプライマリ・スタッフ（ICUの主治医と受け持ち看護師）が対応し，
　複雑な問題については，緩和ケア専門家にコンサルテーションする。
ICUのスクリーニング項目の代表的なものを**表1**に示す[9, 10, 12, 13]。

- 慢性重症疾患(chronic critical illness)により，明確な定義はないがICUに5〜14日滞在
- 生命予後が規定されている疾患にかかっている患者の侵襲的処置(気管切開・胃瘻・透析など)
- 80歳以上
- 重大な併存疾患・もともとのADLが低い
- 進行性の慢性疾患(転移したがん・心不全・慢性呼吸不全・慢性腎不全・ALSなど)
- 改善が困難な急性疾患(心停止後の低酸素脳症・人工呼吸器が必要な脳出血)
- 主治医により予後不良の判断をされた
- 患者や家族の満たされていない緩和ケアニーズ

# ICUで行う緩和ケアとは

　ICUで行う緩和ケアとして必要なことを**表2**としてまとめる[5, 14, 15]。

　ICUで必要な緩和ケアの多くは，救急における緩和ケアの項目と共通する。重要なのは，基本的に緩和ケアはプライマリ・チーム(受け持ち医と担当看護師)が実施することである。これらの項目の中で特に実践が難しいのは，治療・ケアのゴールを話し合って，複数の目標を同時にもつことである。医療は不確実性の中で行われている。とりわけICUにおいてはそれが極端で，救命が可能かどうか，どのような転帰になるか(ICUをどのような状態で退室するか)想像できないため，ついつい救命だけを目的に医療が展開されがちなところである。必ずBC/WC(Best Case/Worst Case)の考え方(→p.32)をもとに，医療者と患者・家族全体で，「Hope for the best, prepare for the worst(最

## 表2｜ICUで必要な緩和ケア

| | |
|---|---|
| 1 | 痛みなどの症状コントロール |
| 2 | 患者・家族の心理社会的・精神的・スピリチュアルペインのケア |
| 3 | 患者の価値観や選好に沿ったケアのゴールのアセスメント(不十分なコミュニケーションやケアのゴールの不一致への対応)と意思決定支援 |
| 4 | 時期に応じた病状の説明と患者・家族の心理的支援 |
| 5 | 医療者間の調整(コンフリクトへの対応・不十分なリソース利用) |
| 6 | 今後の治療・ケアの調整と地域連携 |
| 7 | スタッフのケア(医師・看護師などのバーンアウトへの対応) |
| 8 | 死別ケア |

善を期待し，最悪に備える）」の考え方を共有し，希望を維持しながらも，最悪の事態に対する備えを行い，不確実性を許容して最善の対処を続ける姿勢をもつことが重要である。

## 患者・家族の心理社会的・精神的・スピリチュアルペインのケア

　ICUでは本人の意思決定能力が十分ではないことが多いため，家族は代理意思決定者としての役割が求められる。刻々と変わる患者の状態に応じて今後の見通しに対する不安が高まり，頻回の面会，呼び出し，病院内での待機，厳しい見通しの病状説明などその身体的・心理社会的負担は大きい。そのため家族ケアは，ICUにおける緩和ケアにおいて大きな位置を占める。ICUに入院している患者の家族介護者の精神疾患の有病率は，うつ病が4〜94％，不安障害が2〜80％，PTSDが3〜62％とされる[16]。医師の中には患者には真実を話すことに抵抗があるが，家族には包み隠さず真実を伝えるというスタンスをデフォルトにしていたり，家族の心理的なつらさに十分配慮せずに面談を行うケースも散見される。

　面談の際は，家族を「愛する人を失うかもしれないという危機に瀕したケアが必要な人」と捉え，「もしよろしければ，今のお気持ちをお聞かせいただけないでしょうか？」「医師から病状をどのように聞いていらっしゃいますか？」など家族の病状の理解や気持ちを十分に把握した上で，丁寧に，感情が表出された時には感情に十分に対応しながら進めるとよい。また，面談には複数の職種が立ち会うことが望ましい。家族をケアの対象者として位置づけ，十分なアセスメントをもとに多職種チームで家族の代理意思決定を支え，その心理社会的苦痛を和らげる努力が必要である。

## ICUにおける予後予測

　ICUでの予後予測スコアとしてAPACHE（Acute Physiologic and Chronic Health Evaluation），MPM（Mortality Prediction Model），SAPS（Simplified Acute Physiologic Score），SOFA（Sequential Organ Failure Assessment）などが存在する。いずれも呼吸や循環，血液検査値，あるいは入院経路や基礎疾患などから死亡率を予測する指標である。これらの予後予測スケールを上手に用いて，BC/WCシナリオに取り込むことで，患者や家族と今後の治療・ケアのゴールの話し合いを進めるとよいだろう。

## 臓器提供という看取りのかたち

臓器提供は患者の望む看取りの1つのかたちであるという考え方がある（→p.19）。自分自身が回復できない重篤な状態に陥った時に，自分の臓器を提供することで，複数の命を救うことができる。そのことが，家族の希望になることもある。患者に臓器を提供する意思があり家族がそれを知っていても，緊迫する医療現場で家族がそのことを言い出しにくい場合もある。したがって，いわゆる五類型施設（臓器移植法ガイドラインに定められた，脳死下での臓器提供が可能な施設）ではもちろん，その他の施設においても，患者の状態に応じて，患者が臓器移植のドナーとなりうるというオプションを提示する必要がある。臓器移植についての知識は，ICUで診療・ケアを行うすべての医療者がその基本的なものを身につけ，患者の希望に沿ったケアを実践するために施設内の対応フローを整備する必要があるだろう。

## 今後のICUケアのカギとなるPICSの予防

ICUにおけるケアは今後死亡率の低下のみではなく，サバイバーシップやQOLに主眼を置いたケアにも重点を置くようにパラダイムシフトが進んでいくと予想されている。

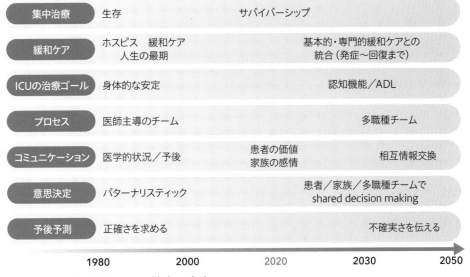

### 図1│集中治療と緩和ケアの統合の未来

〔Mathews KS, Nelson JE: Palliative care in the ICU of 2050: past is prologue.Intensive Care Med,43(12):1850-2, 2017より一部改変〕

2050年のICUケアの予想を**図1**に示す[17]。この図で印象的なのは，不確実な将来のアウトカムを医療者と患者・家族が共有し，最善のケア（救命のためのケアと，QOLを重視するケアが同時並行で行われ，状況に応じてシームレスにシフトする）が提供される，つまり救急医学と緩和ケアの統合の達成の具現化である。この中で，PICS（Post Intensive Care Syndrome，集中治療後症候群）という概念が扱われている。今までICU生存退院者は chronic critical illness，ICUサバイバーなど様々な呼ばれ方をしてきたが，2010年にSCCM（Society of Critical Care Medicine）がPICSの概念を打ち出したため[18]，現在はPICSにその呼称が統一されつつある。

PICSとはICU在室中あるいは ICU 退室後，さらには退院後に生じる運動機能，認知機能，メンタルヘルスの障害である（**図2**）[19]。さらには家族のメンタルヘルスにも影響を及ぼすこともある。ICUから一般病棟に移動することができても，数週間にわたるICUでの鎮静，治療に伴う記憶障害や認知機能障害，著しい筋力低下などの身体障害などが残ることで，その後の退院，社会復帰にも影響が生じる。

PICSの正確な有病率は不明だが，ICU入室し退院した後もPICSの症状が少なくとも1つは持続する患者が，3か月後で64%，1年後でも56%という報告がある[20]。これらの状態を継続的にフォローする役割が緩和ケア専門家やプライマリ・ケア専門家に求められる。また，ICUのスタッフに関していえば，ICU在室中からPICSをどのように予防するかを考えてアプローチすることが重要である。PICSの予防として，**表3**に示すABCDEFGHアプローチが推奨されている[21]。

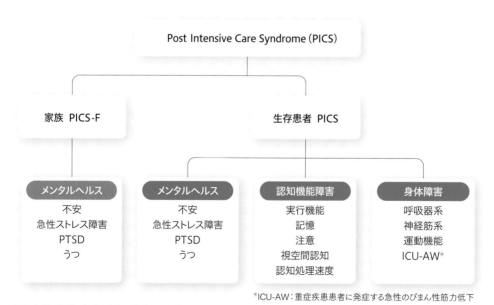

図2｜**集中治療後症候群（PICS）とは**
〔日本集中治療医学会：PICS集中治療後症候群 ① PICSとは，より一部改変〕

## 表3 | ABCDEFGHアプローチ

| A | **A**waken the patients daily | 毎日覚醒を試みる |
|---|---|---|
| B | **B**reathing | 自発呼吸テストを行う |
| C | **C**oordination, choice of sedation and analgesia | ケアの調整，適切な鎮静鎮痛薬の選択（適切な鎮痛を行い，不必要な深鎮静を避ける） |
| D | **D**elirium monitoring | せん妄の評価とマネジメント（不必要な身体抑制や鎮静を避ける） |
| E | **E**arly mobilization | 早期の離床・リハビリテーションの導入 |
| F | **F**amily involvement, functional reconciliation, follow up referral | 家族にケアに加わってもらう，家族機能の調整，退院後の生活やケアの調整を始める |
| G | **G**ood handoff communication | 良好な引き継ぎ（病棟・地域） |
| H | **H**andout | パンフレットとICU日記 |

〔Harvey MA, Davidson JE: Postintensive care syndrome: right care, right now…and later.Crit Care Med,44(2):381-5,2016より引用〕

　**表3**中，Hで挙げたICU日記（ICU diary）について補足しておきたい。家族や医療者が患者の日々の治療や出来事を記録するICU日記は，ICU入室中の記憶の欠落や歪みを補完することにより，PICS予防になることが注目されている。患者の精神的ケアや家族ケア，医療者のケアの満足度の向上にもつながる可能性がある[22]。

# 患者や家族が希望するゴールに沿った
# 集中治療のために

　1997～2011年にかけて救急外来での死亡率は48％減ったという米国の報告がある。もちろん集中治療をはじめとした医療の進歩も挙げられるが，ここでは理由として次の3つが挙げられている[23]。

　1つ目が公衆衛生の改善である。自動車の制限速度の強化・飲酒運転禁止の法律・自動車の安全性の向上などにより，重症外傷は減っている。

　2つ目が病院前（プレホスピタル）での蘇生中止である。心停止時間などからプレホスピタルの段階で救急隊により蘇生中止がされるため，来院しないこともある。

　3つ目が緩和ケアの発展である。それにより在宅やホスピスケアサービスで死亡する数が増えている。

　1つ目の重症外傷の減少は日本でも同様と思われるが，2つ目と3つ目については米国と日本では状況が異なる。しかし，その背景にある課題は未曾有の多死社会を迎える日

本においても共通するものであり，その解決のためには救急と緩和ケアの統合が不可欠であろう。救急外来からハイリスクな患者を拾い上げて緩和ケアの導入を行い，ICU入室患者には常に緩和ケアの視点をもって対応する。短期予後だけでなく長期的な予後として，QOL／ADL／社会復帰／在宅復帰などを考えながら日々診療することが重要だと考える。患者や家族に言われる「できることをすべてやってください」の意味は，1分1秒でも生命期間を延ばすことだけではない。患者や家族が希望するゴールに沿って，精神的ケア・疼痛管理・家族ケア・臓器提供オプションの提示・PICS予防などすべてを行うことだと考える。

参考文献

1) Angus DC, Barnato AE, Linde-Zwirble WT,et al.: Use of intensive care at the end of life in the United States: an epidemiologic study.Crit Care Med,32（3）:638-43,2004.

2) Society of Critical Care Medicine: Critical Care Statistics.
https://www.sccm.org/Communications/Critical-Care-Statistics（アクセス日：2020年9月30日）

3) Nelson JE, Cox CE, Hope AA,et al.: Chronic critical illness.Am J Respir Crit Care Med,182（4）:446-54,2010.

4) 日本ICU患者データベース（JIPAD）:最新のレポート（2018年度版）.
https://www.jipad.org/report（アクセス日：2020年9月30日）

5) CAPC（Center to Advance Palliative Care）: Integrating Palliative Care Practices in the ICU, 2020.
https://www.capc.org/toolkits/integrating-palliative-care-practices-in-the-icu/（アクセス日：2020年9月30日）

6) Embriaco N, Azoulay E, Barrau K,et al.: High level of burnout in intensivists: prevalence and associated factors.Am J Respir Crit Care Med,175（7）:686-92,2007.

7) Mealer ML, Shelton A, Berg B,et al.:Increased prevalence of post-traumatic stress disorder symptoms in critical care nurses. Am J Respir Crit Care Med,175（7）:693-7,2007.

8) Campbell ML,Guzman JA: Impact of a proactive approach to improve end-of-life care in a medical ICU. Chest,123（1）:266-71,2003.

9) Campbell ML,Guzman JA: A proactive approach to improve end-of-life care in a medical intensive care unit for patients with terminal dementia. Crit Care Med,32（9）:1839-43,2004.

10) Norton SA, Hogan LA, Holloway RG,et al.: Proactive palliative care in the medical intensive care unit: effects on length of stay for selected high-risk patients.Crit Care Med,35（6）:1530-5,2007.

11) Scheunemann LP, McDevitt M, Carson SS,et al.: Randomized, controlled trials of interventions to improve communication in intensive care: a systematic review. Chest,139（3）:543-54,2011.

12) Mosenthal AC, Weissman DE, Curtis JR,et al.: Integrating palliative care in the surgical and trauma intensive care unit: a report from the Improving Palliative Care in the Intensive Care Unit（IPAL-ICU）Project advisory board and the center to advance palliative care. Crit Care Med,40（4）:1199-206,2012.

13) Nelson JE, Curtis JR, Mulkerin C,et al.: Choosing and using screening criteria for palliative care consultation in the ICU: a report from the Improving Palliative Care in the ICU（IPAL-ICU）advisory board.Crit Care Med,41（10）:2318-27,2013.

14) Clarke EB, Curtis JR, Luce JM,et al.: Quality indicators for end-of-life care in the intensive care unit.Crit Care Med,31（9）:2255-62,2003.

15) Nelson JE, Puntillo KA, Pronovost PJ,et al.: In their own words: patients and families define high-quality palliative care in the intensive care unit.Crit Care Med,38（3）:808-18,2010.

16) Johnson CC, Suchyta MR, Darowski ES,et al.: Psychological sequelae in family caregivers of critically ill Intensive Care Unit patients. A systematic review.Ann Am Thorac Soc,16（7）:894-909,2019.

17) Mathews KS,Nelson JE: Palliative care in the ICU of 2050: past is prologue.Intensive Care Med,43（12）:1850-2,2017.

18) Needham DM, Davidson J, Cohen H,et al.:Improving long-term outcomes after discharge from intensive care unit: report from a stakeholders' conference.Crit Care Med,40（2）:502-9,2012.

19) 日本集中治療医学会：PICS集中治療後症候群 ① PICSとは.
https://www.jsicm.org/provider/pdf/pics01.pdf（アクセス日：2020年9月30日）

20) Marra A, Pandharipande PP, Girard TD, et al.：Co-occurrence of post-intensive care syndrome problems among 406 survivors of critical illness. Crit Care Med,46（9）: 1393-401, 2018.

21) Harvey MA, Davidson JE: Postintensive care syndrome: right care, right now…and later.Crit Care Med,44（2）:381-5,2016.

22) Garrouste-Orgeas M, Flahault C, Vinatier I,et al.: Effect of an ICU diary on posttraumatic stress disorder symptoms among patients receiving mechanical ventilation: a randomized clinical trial. JAMA,322（3）:229-39,2019.

23) Kanzaria HK, Probst MA, Hsia RY: Emergency department death rates dropped by nearly fifty percent, 1997–2011. Health Aff（Millwood）, 35（7）:1303-8,2016.

（石上雄一郎）

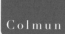

# ICUにおける緩和ケアの導入

　神戸大学医学部附属病院では，2019年4月よりICU看護スタッフと緩和ケアチームが協働し，ICUにおける緩和ケア導入を開始した。その進め方について報告する。

## なぜICUで緩和ケアプロジェクトを始めたか

　これには3つの要因がある。

　1つ目は，緩和ケアチーム側の要因。緩和ケアチームではかねてから，ICUでの患者ケアやQOD（Quality of Death）をなんとか改善したいと考えていたことである。

　2つ目の要因が，ICU看護師の緩和ケアに関する関心の高さ，そして3つ目が，ICUだけ緩和ケアスクリーニングができていなかったことである。当院では，全国でがん診療拠点病院に義務付けられているがん患者に対する緩和ケアスクリーニングの導入時に，がん患者だけではなく，すべての入院患者を対象として患者自記式のスクリーニングが開始された。しかし，ICUの患者のほとんどが自分でスクリーニングシートを記載することが不可能で，その内容もICU患者には適切でなかったことから，導入が見送られていたという経緯があった。数年間そのまま取り組みが行われていない状態だったが、2019年ついに一念発起し，緩和ケアプロジェクトが開始されることになった。プロジェクトの目的は，「ICUに入室するすべての患者・家族に，必要な緩和ケアが提供されること」である。

## スクリーニングを軸にする

　緩和ケアをICUケアに導入するために，まず行ったのが文献検索である。体系的な文献検索を行い出合ったのが，米国でCAPC（Center to Advanced Palliative Care）が実施していたIPAL-ICU（Improving Palliative Care in the Intensive Care Unit →p.39）のモノグラフの1つであるICUスクリーニング基準の実装[1]である。このモノグラフに沿って検討を重ねると，その施設独自のICUスクリーニングを実装することができる。具体的に当院で行った手順を解説する。

● **スクリーニング導入の実際**
① **プロジェクトチームの立ち上げ**：ICU看護師長，緩和ケアチーム長，緩和ケアチームのGM（ジェネラルマネージャー），ICUの緩和ケアリンクナースでコンセプトを

話し合って合意。ICUの病棟会議と緩和ケアチームミーティングで同意を得て，ICUスタッフからコアメンバーを選定した。

②**ICUに関する緩和ケアの勉強会開催**：ICUに関する緩和ケアとスクリーニングについて緩和ケア医が文献検索のまとめを発表し，今後の方針について話し合った。この中でIPAL-ICUについて紹介され，このモノグラフに基づいてスクリーニングを作成し，プロジェクトを進めることを決定した。

③**ニード評価**：ICUで困っている緩和ケアに関する問題やニーズ，利用できるリソース，病院からのサポート，障壁，緩和ケアチームとICUスタッフの考え方の違いなどについて，話し合いを通じて明らかにした。

④**暫定スクリーニング項目の作成**：先行研究や現在まで他の病院で採用されているスクリーニング項目をもとに，ICUスタッフ，緩和ケアチームスタッフがそれぞれに優先順位を付け，不必要な項目，追加すべき項目を提案し合って，暫定的なスクリーニング項目を作成した。

⑤**第1次パイロットテスト**：実際に1週間スクリーニングを全患者に実施してみて，どのくらい時間がかかるか，実施可能か，実施したスタッフの意見などを聞いた。また，聞きにくい項目や時間がかかる項目についても調査した。

⑥**スクリーニング項目の再吟味，トリアージの相談**：パイロットテストの結果を詳しく吟味し，項目の修正，新項目の追加・修正を行った。同時に，スクリーニングの結果陽性となった場合の対応（トリアージの方法）について話し合いを行った。

⑦**第2次パイロットテスト**：スクリーニングを現場に導入した。病院内全体に周知し，病院の執行部会議や診療科長会議などでも発表した。入院時にスクリーニングを行い，その後も入室している限り週1回繰り返しスクリーニングを行うこととなった。トリアージ基準にあてはまった患者は，ICU内で多職種による緩和ケアカンファレンスを行い，治療・ケアのゴールを確認し，方針を話し合う。複雑な問題に関しては，緩和ケアチームにコンサルテーションしてもらうこととした。

⑧**スクリーニングプログラムの稼働開始**：1か月後，再度ミーティングを行い，スクリーニング項目を見直し，トリアージの方法も再検討。スクリーニングプログラムPASSIONが稼働を開始した。

● **スクリーニングプログラムPASSIONとは**

PASSION（PAlliative care Screening System in ICU On demand basis by Nurse）は8項目からなるスクリーニングで，入院時に全員に実施し，その後1週間ごとに繰り返される（**図1**）。各項目にチェックが入った場合は，右側の行うべき対応に書かれている内容についてプライマリ・チームで検討し，実行に移す。8項目中3項目以上にチェックがある場合，もしくは「4.生命維持治療（HD含む）の中止・差し控えが検討されている」かつ／または「5.患者，家族，医療者間で治療・ケアの方向性が一致していない」

の項目にチェックが入った場合は，スクリーニング陽性と考える。

　スクリーニングが陽性となった場合には，24時間以内に意思決定，ケア，治療目標の確認，予後予測の各項目についてプライマリ・チームでさらに深いアセスメントを行った上で，主治医と受け持ち看護師を含んだ多職種カンファレンスを行い，患者の治療・

---

### ICU・HCUにおける緩和ケアニーズスクリーニング神戸大学版
PASSION (PAlliative care Screening System in ICU On demand basis by Nurse)

＊入室当日に必ず実施。以後1週間毎に繰り返すこと。

**1．受け持ち患者について伺います。以下の項目について当てはまるものをチェックしてください**

| スクリーニング項目 | 当てはまれば<br>チェック | 行うべき対応 |
| --- | --- | --- |
| 1. ICU ／ HCUの滞在期間が合わせて7日以上である | ☐ | 入室の適切性を確認 |
| 2. 同一入院期間中で2回目以上のICU ／ HCU入室である | ☐ | |
| 3. 気管切開の実施が検討されている | ☐ | |
| 4. 生命維持治療（HD含む）の中止・差し控えが検討されている | ☐ | 倫理コンサルテーションを検討 |
| 5. 患者, 家族, 医療者間で治療・ケアの方向性が一致していない | ☐ | カンファレンスの実施を検討 |
| 6. この患者がこの入院期間中に死亡したら驚きますか?の質問に「驚かない」と回答できる　＊あなたの主観で答えて下さい | ☐ | 患者・家族の病状理解を確認する |
| 7. 緩和困難な苦痛症状がある | ☐ | 症状緩和マニュアル参照 |
| 8. 患者を支援できる家族がいない | ☐ | 患者支援センターに連絡 |

3項目以上チェックがある，もしくは項目4／5にチェック → スクリーニング陽性，次ページへ
上記に当てはまらない場合　　　　　　　　　　　 → スクリーニング陰性，7日後再スクリーニング実施

**2．患者IDと患者の主たる病名を記載してください**

患者ID：　　　　　　　病名：_____

**3．あなたのお名前を記入してください**　_____

**4．スクリーニングを実施した日時を記載してください**　2020年　　　月　　　日

**5．カンファレンスに参加した人を記載してください**

参加者 _____

場所 _____

時間　　　時　　分〜　　　時　　分

---

**図1｜スクリーニングプログラムPASSION①：**
　　　緩和ケアニーズのスクリーニング

ケアの目標を確認し，患者・家族へのコミュニケーション，必要なケアを実施する。この際に必要があると判断した場合には緩和ケアチームにコンサルテーションする(**図2**)。

なお，このスクリーニングシステムを開始してから，ICUから緩和ケアチームへのコンサルテーションは激増している。

**スクリーニングが陽性の時は1.の項目を確認しカンファレンスを実施する。**

1．24時間以内：スクリーニング陽性のすべての患者に実施するアセスメントとケア

| 意思決定 | ・本人の意思決定能力の判断，本人の意思の確認<br>・代理決定者の特定<br>・本人の推定意思の評価<br>・事前指示書の確認<br>・蘇生に関する意向 (コード・ステータス) を確認<br>・臓器提供の意思について確認 | 意思決定能力：　　有　・　　無<br>続柄：　　　氏名：<br>意思：<br>事前指示書：　　有　・　　無<br>コード：　　　　有　・　　無<br>提供意思：　　　有　・　　無 |
|---|---|---|
| ケア | ・痛みとその他の症状の評価と治療<br>・家族のサポートと精神的ケア | |
| 治療目標の確認 | ・患者の意向に反していない限り最大限の治療を行う | |
| 予後予測 | ・予想されるアウトカム，予後予測を実施 | |

2．カンファレンスの実施　　目標：治療・ケアの方針を共有する

| 診療科が目指している目標 | いつ | どうなるか |
|---|---|---|
| 患者が退院し社会復帰できる確率 | | ％　　　　　　医師 |
| 患者がこの入院中に死亡する確率 | | ％　　　　　　医師 |
| 家族への説明内容 | | |
| 本人・家族の病状理解 | 本人<br><br>家族 | |
| 1週間の治療・ケアの目標<br>※ケアの目標の話し合いは，心肺蘇生，<br>人工呼吸，栄養と補液，血液透析の実施を含む | | |
| 治療・ケアプラン | | |

図2｜**スクリーニングプログラムPASSION②：**
**スクリーニング陽性の場合に行われるカンファレンス**

## 今後の展開——基本的緩和ケアを当たり前のものに

　スクリーニングのシステムが導入され，専門的緩和ケアの利用は増えてきたが，当院の課題はICUにおける基本的緩和ケアにあると判断している。それぞれ患者を担当している主治医ならびに診療科へのアプローチが必要である。また，これから最も力を入れていく必要があるのが「治療とケアのゴールをどう話し合うか」である。

　がん患者に向けた基本的な緩和ケアがこの10年で広く提供されるようになったように，次の10年は救急・集中治療の領域で緩和ケアを当たり前のものにしたい，と考えている次第である。

参考文献

1) Nelson JE, Campbell ML, Cortez TB, et al.: Implementing ICU Screening Criteria for Unmet Palliative Care Needs:A Guide for ICU and Palliative Care Staff. A Technical Assistance Monograph from the IPAL-ICU Project. The IPAL-ICU Project, Center to Advance Palliative Care, 2013.
   https://media.capc.org/filer_public/80/be/80be3587-6ca1-4eb8-93f0-7fa0e30cd153/76_66_ipal-icu-implementing-icu-screening-criteria-for-unmet-palliative-care-needs.pdf
   （アクセス日：2020年7月10日）

（木澤義之）

Chapter | 3

# 治療の中止と差し控え
## 法律と倫理

# 1 | 治療の中止と差し控えをめぐる法的側面

## 超高齢社会の現況と法的課題[1]

　本稿は，超高齢社会を迎えた日本社会における高齢者の医療，介護などの場面，特に普段はあまり論じられることのない救急・集中治療場面での論点に重点を置き，そこでの法的現況と直面する課題について論じる。

　日本では従来，臨終期の患者や家族の求めに応じて治療を中止することは，最善の治療やケアであっても，自然死法などの法律が存在しないため，警察の捜査の恐れを理由に多くの医療者が躊躇してきた。そんな中，富山の射水市民病院事件を契機に，厚生労働省が「終末期医療の決定プロセスに関するガイドライン」（以下，プロセスガイドライン）（2007年）を策定したことによって状況は好転し，その後治療中止をめぐる警察の捜査などの報道はなされていない。このことは，少なくとも通常の場面においてはよほどの特殊事情がない限り，プロセスガイドラインなどに従っていれば刑事的介入を心配しないでよいということを示す。

　しかし，依然として喫緊の課題が残る。例えば，救急搬送場面において，本人が救命拒否を事前に望み，医師が本人は臨終期にあることを認め，本人の望みに従うことが本人にとって最善の判断だとしていても，搬送時の心肺蘇生は法律上必須であると認識されていた。ちなみに高齢者の場合，餅を喉に詰まらせたような突発事象以外では，心肺蘇生をしても蘇生率は非常に低く，かえって本人に苦痛を強いることも多い。つまり，法が平穏な死を迎えることの阻害要因となっている。自然死法などの立法的対応がなされてこなかったこと，また，現行法についての解釈についても法律家が現実の問題に十分応えてこなかったことが影響してきた。

　そこで本稿では，まず治療差し控えおよび中止全般をめぐる刑事法的な対応についての一般的な理解を論じた上で，2007年のプロセスガイドラインとその後の展開について論じる。そして最新状況として，ガイドラインの改訂と医療介護ケアチームとの相互的かつ継続的なコミュニケーションを重視するアドバンス・ケア・プランニング（Advance Care Planning，「事前のケア計画」「人生会議」などと訳されている。以下，ACP）に関する動きについて論じる。あわせて，時間的な判断の切迫性と情報の限定が特徴となる救急場面での同種の問題に関する最近の動きについて紹介し，コメントしたい。

# 高齢者医療・介護をめぐる法

## 1 本人の同意の重要性

　日本における人生の最終段階の医療や介護をめぐる法の特徴として，諸外国では一般的に認められている治療中止についての患者の権利，治療拒否についての事前の意思に法的効果を与えるリビング・ウィルやアドバンス・ディレクティブ（Advance Directive，「事前指示書」などと訳されている。以下，AD），さらにその判断を近親者などに委ねる代理意思決定者（法律用語ではないが，医療代理人と呼ばれる場合もある）について法的効果を認める法律の不存在が挙げられる[2]。実際に刑事的介入がなされる事件は少数ではあるが，時折起こる警察の介入やその報道が医療者の懸念を生んでいる。しかし，厚生労働省の意識調査では，リビング・ウィルなどの法制化には反対が多い[3]。興味深いのは，権利保障の対象となるはずの国民の側にも反対が多いことである。社会の同調圧力の厳しさに加え，障碍者を含め社会の少数者の立場にいる人々に対する社会的なセーフティーネットが脆弱であるがゆえ，不安を掻き立てるのかもしれない[4]。

　終末期の個別立法はないが，一般的に，患者はその治療を拒否した場合に死亡などの深刻な結果を及ぼす場合でも治療を強制されることはないという意味において，治療の選択権ないし拒否権をもつとされる[5]。ただし刑法上は殺人罪だけではなく，本人が望んだとしても自殺を手助けすることや本人の依頼に基づいて命を絶つことは嘱託殺人罪（刑法202条）などとして処罰の対象になるため，一般的に患者の意思だけでどんな場合にも治療拒否が認められるかについては，刑法上も争いがある。

## 2 治療の中止と差し控え

　ここでは，医師による安楽死および治療の中止に関して，2009年に初めて最高裁判所決定が出された川崎協同病院事件についてだけ触れる[6]。1980年代から川崎公害病認定患者であった50歳代の患者が，1998年に自動車乗車中に気管支喘息重積発作から意識不明となった。心停止時の低酸素血症により大脳機能，脳幹機能に重篤な後遺症があり，深い昏睡状態となった。心拍数は安定していたが，同時に気道炎症，細菌感染症による敗血症を合併していた。長年診察してきた主治医は，当初から積極的治療には消極的で，抜管についてはほぼ脳死状態であるとの判断のもとで家族に説明していた。発症から約2週間後には，主治医が家族の同意の上で気管内チューブを取り外したが亡くならなかったため，筋弛緩薬を投与し患者は死亡した。

　弁護側は家族の強い要請で患者の意思を推定でき，自然な死を迎えさせるためチュー

ブを抜いたと無罪を主張していたが，第一審の横浜地裁は2005年3月「家族の真意を十分に確認せず，誤解に基づいてチューブを抜いた」と厳しく糾弾し，懲役3年，執行猶予5年という執行猶予が認められる最大の刑を言い渡した。それに対し，第二審の東京高裁は，「患者の意思が不明で，死期が切迫していたとは認められない」と指摘する一方，家族の意思確認を怠ったとの一審の認定は誤りだと述べ，減刑した。同じ裁判所でも家族による要請の有無の事実認定について大きな評価の違いがあり，医療者の懸念を助長しているようにみえる。

　最高裁決定は，治療中止をめぐる一般的な基準は示さなかったものの，本件の最後の行為である筋弛緩薬投与のみに焦点を当てた単純な積極的安楽死としては扱わず，気管内チューブの抜管・鎮痛薬投与（治療の中止），筋弛緩薬投与（積極的安楽死）を一連の行為として評価し，合法性を判断している。最高裁決定では，今回の事例はそもそも患者の状態が不確定な状況であったがゆえ，自己決定ないし治療の限界論に基づく治療中止の許容性を判断する以前の問題であるとした。「患者の余命を判断するために必要な脳波の検査をしておらず，発症からまだ2週間で回復の可能性や余命を的確に判断できる状況になかった」と述べる。すなわち同決定は，家族の要請の可能性を肯定しつつも，本人の明確な意思が不明であるばかりではなく，「病状を適切に伝えた上での要請ではなく，患者の意思を推定した上での行為とは言えない」と高裁判決を維持した[7]。

　なお，いずれも具体的な事情のもとでの個別判断であり，最高裁決定から読み取れる抽象的な要件を満たせば自動的に無罪が確約されるかといえば，そうとは言いきれないところが歯がゆい状況である。その意味では100％の無罪の保障は不可能である。にもかかわらず，裁判所の判断の前提には，前述のように刑法202条の存在を前提とすれば，自己決定だけでは治療中止を正当化するのは不可能であり，少なくとも死期の切迫，回復不可能などの客観的事情が必要条件と判断したものと考えられる。本人の意思ないし推定意思があって，死の切迫性もあり，患者の家族も含めて医師・看護師を含めたチームで治療中止などが判断された場合には，同僚医師などの判断から大きく逸脱したような特殊事情がない限りは，刑事のみならず民事も含めて法的責任が問われる可能性は非常に低いとはいえよう。

# 「終末期医療の決定プロセスに関するガイドライン」改訂とアドバンス・ケア・プランニング

## 1 ｜ 2007年「終末期医療の決定プロセスに関するガイドライン」策定とその後

　射水市民病院事件をはじめ，2000年前後からは，治療の中止をめぐる刑事的介入の報道が相次いだ。これらの事件を契機に医療界には大きな懸念が生まれ，このような状

況に対処するため，厚生労働省「終末期医療の決定プロセスのあり方に関する検討会」が，2007年5月に初めてのガイドライン「終末期医療の決定プロセスに関するガイドライン」（以下，プロセスガイドライン）が，解説編とともに公表された[8]。

　内容は，2ページの非常に簡潔なものである。まずケアのあり方として，3つのポイントを挙げる。第1に，患者の決定の尊重と家族の思いの重要性，決定を支えるための医療者による情報提供と話し合いの重要性の確認である。第2に，決定は単独の医師による独断ではなく，多専門職のチームとして行うべきとしている。最後は，患者と家族の身体的・精神的苦痛を緩和するケアの重要性とその改善努力である。このプロセスガイドライン公表以降，医師団体および医療関連学会などによって，これを基礎としつつ，さらに専門的なガイドラインが公表された[9]。

## 2 ｜ 2018年改訂とアドバンス・ケア・プランニング

　2018年3月に，アドバンス・ケア・プランニング（Advance Care Planning 以下，ACP）を強調した改訂がなされた[10]（→p.69）。ACPにおいて重要なのは，患者や家族の思いは，症状の状況その他によって変化することを正面から捉え，その揺れ動く思いに継続的に寄り添うことである[11]。

　関連して，日本医師会第XV次生命倫理懇談会は，2008年に答申された「終末期医療に関するガイドライン」（2017年11月改訂）を現在の変化に対応させるため，2019年から改訂作業を進め，2020年6月に第XVI次生命倫理懇談会答申「終末期医療に関するガイドラインの見直しとアドバンス・ケア・プランニング（ACP）の普及・啓発」がまとまった。プロセスガイドラインの2018年改訂と軌を一にして，より直截に患者の意思を最大限尊重し，かつ生の最終段階のケアの質を向上させるためにACPの推進を目指すことを明らかにしている。

　同答申では，何よりも本人の意思が最重要であることを強調する。さらに，本稿の中心でもある救急・集中治療領域場面にも言及する。すなわち，緊急時における医療開始は，原則救命措置を図るべきとしながら，その後に家族等から病状が明らかになり，本人の意思も推定できる状況になれば，本人の意思を最重視した医療に立ち戻るべきとする。それ以前のガイドラインでは，「生命の尊厳を基本とした担当医の裁量に任せるべき」としていたことを考えれば，救命第一主義と医師の裁量重視からの脱却を目指すことが明確であり，パラダイムシフトとさえ評価しうる。

## 救急・集中治療場面におけるガイドライン

　救急場面における治療の差し控え・中止は，それが医療機関のICUであっても，救急

搬送場面においても，予期しない状況下の一刻を争う時間的・情報的制約の中で生死に関わる判断を行わなければならないという，通常の看取り状況以上の難しさがある。しかしながら，患者の意思の尊重，家族等への配慮の重要性，医学的判断の妥当性確保の重要性などは，通常の医療と共通する。

## 1 「救急・集中治療における終末期医療に関するガイドライン」[12]

2014年11月，日本救急医学会，日本集中治療医学会，日本循環器学会の救急・集中関連の3学会が合同でガイドラインを発表した。前記のような，救急医療における終末期の特殊性に配慮した対応のあり方を探った結果である。まず，救急医療の特殊性として，急な傷病による予期せぬ事態であるため，傷病者本人が意思表示ができない場合が圧倒的に多い。そこで，通常の急性期医療のような形では，本人や家族などによる意思表示は期待できないとする。さらに，前記の救急医療の特性上，病状は常に変化する可能性があり，必然的に医療側，特に主治医の判断によって治療方針を決定せざるをえない現状であるとする。

そこで統一的なガイドラインが必要となるが，上記合同ガイドラインの基礎にもなった日本救急医学会の終末期ガイドライン作成過程で，救急医療に関わる医師などへの調査が行われている[13]。救急医療場面で起こりうるシナリオを提示した上で，日本救急医学会指導医(417名)，救命救急センター・指導医施設師長(606名)に意見を聞いた上で，さらに専門家への聴取を行い，さらにパブリックコメントを経て，学会としての合意を発表しており，その策定過程も入念な手続であった。

アンケート調査の結果，明らかになったのは，同じ救急に関わる医師でも，判断に相当の差異があったことである。特に医師と看護師による判断には，シナリオによって大きな差異がみられた。そこでガイドラインでは，複数の医師と看護師の判断だけではなく，多職種の関与を重視する。つまり，本人の事前指示・意思，家族の意思を基本に置きつつ，複数の医師や看護師を含めた医療チームの判断を重視する点は先行するガイドラインと同じであるが，さらに，透明性確保のために検証可能な診療録記載を要求しているところに特徴がある。

## 2 救急搬送場面における治療差し控えと中止

救急場面での応急措置の差し控えや開始後の中止(終了)に関して論じた文献は非常に少なく，裁判例もほぼ皆無である。この分野のほぼ唯一の専門家である橋本によれば，CPA(心肺停止)傷病者ないし重篤な傷病者については，家族はもちろんのこと，本人がいわゆるリビング・ウィルなどの文書で心肺蘇生などを拒否していても，MC(メディカルコントロール)医と密接な連携をとりながら，一応の説明説得をした上で，応急措置を実施すべきとしている[14]。理由としては，明確な免責の法律ないし判例がないこと

による法的に不明確な状況において，応急措置のほうがより安全な選択肢[15]であることに加え，時間的制約が大きい救急場面での現場対応の難しさに集約できる。

　総務省消防庁の「救急業務のあり方に関する検討会」の作業部会「傷病者の意思に沿った救急現場における心肺蘇生の実施に関する検討部会」の報告書が，2019年8月に第1回救急業務のあり方に関する検討会に提出され了承された[16]。検討の過程では，全国728の消防本部を対象に実態調査が行われた。調査項目としては，①心肺蘇生を望まないと伝えられる事案の有無，②対応の取り決めの有無，③対応方針の内容（心肺蘇生の実施または医師の指示等による中止）等について調査された。

　その結果，救急隊がCPA傷病者の心肺蘇生を望んでいないといわれる事案の対応について，多くの消防本部で課題として認識されていながら，大多数の消防本部で詳細な情報を記録すらしていないことが明らかになった。そこでは，明確な対応を定めない消防本部が多かったこと，また救命だけで事足りると疑問にすら感じていない地域が多い中，DNAR（Do Not Attempt Resuscitation，蘇生のための処置を試みない）の意思が示されながらも心肺蘇生などの措置をした後，家族等から不満を漏らされることなどによって，現場の救急救命士などが心を痛めている状況が少なくないことも明らかとなった。

　調査結果をやや詳しくみると，消防本部で対応方針を定めているのは45.6%で，過半数以上の本部が方針を定めていない（54.4%）。それらの地域では，傷病者の生命保護を最優先とし，心肺蘇生を継続して搬送する。心肺蘇生をしないと搬送できないことを「丁寧に」家族等に説明した上で「同意」をとって搬送する。注意が必要なのは，「同意」が，取得側の責任回避を主目的に用いられる危険性である。

　逆に，心肺蘇生の差し控えや中止を認めていたのは，方針を定めている332本部のうち30.1%（100本部）である。つまり700を超える消防本部のうち，一定の状況下で患者等の意思を尊重するのは，14%にも満たない。心肺蘇生中止を認める消防本部でも，家族等からの伝言や本人の意思を示した文書のみに依拠するのではなく，また，かかりつけ医等に連絡を取るだけではなく，必要に応じてオンラインでMC医と相談しながら，状況に応じた丁寧な対応を行っている。

　前述の実態調査結果[17]の中で興味深いのは，対応方針を決定している消防本部の大多数（332本部のうち201）では，傷病者側からの救命拒否の望みを尊重していない。その理由としては，以下の3つが最も多い。

- 法律上心肺蘇生の差し控えや中止はできないと考えられるから(88.6%，*n*=178)
- 救急現場で傷病者本人の意思確認を確実に行うことは難しいから（77.6%，*n*=156）
- 応急処置を行いながら医療機関に傷病者を搬送することが，救急隊の責務だから（94.5%，*n*=190）

また，救急車を要請した理由としては，気が動転してどうしたらよいかわからない，

家族間の情報共有不足や意見の不一致，施設等のルール等により，などが挙げられていた。

　全国的な方針の策定は先送り[注]された一方で，ACPの考え方が広まりつつあることも確認された。今後は，医療・ケアチームとの十分な話し合いを踏まえた，本人の生き方・逝き方は尊重されていく方向だとも述べられている。注目すべきは，多くの消防本部が蘇生中止をしない理由の1つとして，法律上心肺蘇生なしの搬送はできないと理解していたことである。しかしここで示したように，すでに広島市および埼玉西部消防本部で心肺蘇生差し控え・中止の運用を実施していることが消防庁の検討会で明らかになっている。多くのマスコミ報道もなされているが，それに批判的な論調は検討会の議論においてもほぼ存在しない。あるのは，そこまで丁寧にやることは地域の事情で不可能ではないかという，いわば両本部への称賛と全国展開への懸念であった。

　つまり，両本部のやり方が唯一の正しいやり方かどうかは不明だが，法律上許容範囲であることは明らかである。よほど悪質な意図や重大な過失のもと行動した場合には，法的責任を問われる可能性がゼロではないという意味では可能性は残る。しかし，現実社会では100％ということはほぼないのであり，自らの責任回避のために，患者・家族の願いや現場の隊員の葛藤を無視する態度は決して褒められたものではない。実際，消防庁と並行して検討していた東京都消防庁の諮問機関が，かかりつけ医による患者の意思確認と心肺蘇生差し控え・中止の指示があれば蘇生措置の中止を認める方針を提言し，2019年12月からの運用開始となった[18]。

## むすびにかえて

　本稿で論じた，救急場面においていかに患者・家族の意思を尊重するかという課題は，実は米国や豪州などの先進国も抱える，いわば世界共通の課題である。それらの国々では，自然死法などによってリビング・ウィルやADまたはDNAR〔POLST（Physician Orders for Life Sustaining Treatment，心肺蘇生措置を求めない患者の希望に関する医師の指示書）を含む〕などの文書や患者の意思そのものに法的効果を認め，それらに基づいて医療者が治療の中止を行ったとしても，基本的には法的な責任を問われることはない。

　しかし徐々に改善されているにせよ，患者本人の意思やADなどの共有が十分なされておらず，治療中止などの権利化にもかかわらず，本人の望まない積極的治療が行われている状況が完全になくなったとはいえない。DNARなど自体が，リビング・ウィルや

---

注）大多数の消防本部が未対応であることに加え，ガイドラインを発出した結果，行政が責任を問われる可能性も背後にあって，統一的なガイドラインでの策定は断念された。

ADの機能の限界が叫ばれ，より効果的な対策が模索される中で生まれたものである。

本稿を終えるにあたって，以下の3点についてコメントする。

第1に，救急搬送に関する法的かつ基本的な枠組みとしては，救命のために必要な範囲で応急処置をすることが認められているが，それはあくまでも「救命」のために「緊急やむをえないもの」という前提がある。ちなみに消防法（昭和23年法律第186号）第2条 第9項では，「救急業務とは，災害により生じた事故等…による傷病者のうち，医療機関…その他の場所へ緊急に搬送する必要があるものを，救急隊によって，医療機関その他の場所に搬送すること」としている。その上で，医師に傷病者が委ねられるまで，「緊急やむを得ないものとして，応急の手当を行う」ことは許されるとしている。まず搬送を基本とし，応急手当てを追加的に認めている。

大多数の救急搬送要請において，積極的に救命措置がなされるべきであることに異論はない。やや場面が異なるが，救急救命士による特定行為などが近年拡大してきた[19]。その理由は，それらの特定行為を認めたほうが患者の予後に有意にメリットがあるためである。しかし，救急救命士は医療の専門家ではないため，そのような治療の必要性を含め，地域のメディカルコントロール（MC）**（図1）**委員会の協力のもとで認められ，かつ，事後的な検証を行う枠組みとなっている。つまり，応急措置も含め救急搬送時の措置は，本来本人の予後によい結果がある可能性の存在が前提であり，とりわけ看取りの状態ないし人生最後の段階では，本人の予後にとってプラスにならず，かえって本人の負担になったり，本人の望まない結果になるのであれば，濃厚な応急処置を行う義務を課すのは，やや無理がある。だからこそ，現場の救急隊員が救命措置を望まないという本人の意思を家族から伝えられた場合に，本当に患者のためになったのかという葛藤を感じるのであろう。

第2に，救急搬送における治療の差し控え・中止を検討した会議においては，患者の意思について家族等の証言に依拠することについての疑義が出た。確かに家族内においては，常に利害対立が存在しない訳ではなく，家庭内暴力や殺害すらあるのは事実である。ただ，家族の利益相反状況は治療中止の方向だけではなく，救命の方向でも起こる

消防機関と医療機関による以下の連携体制により，応急処置等の質を保証する仕組み

1 各種プロトコルの策定

2 医師の指示，指導・助言

3 救急活動の事後検証

4 救急救命士を含む救急隊員に対する，医学的観点からの再教育等

**図1 | メディカルコントロール（MC）体制**

ことに留意が必要である。親の年金に依存する家族が，死亡を届けない例を考えると明らかである。「救命第一主義」「疑わしきは生命の利益に」は，法的には安全策かもしれないが，常に本人のためになるとは限らない。むしろどちらのほうが本人の意思に沿っており，本人のためになる可能性が高いか，つまり，どちらがより間違いが少ないかで考えなければならない。証明はできないが，自分の利害のために家族の命を縮めることまでする家族は，相対的には非常に少ないように思う。

　最後に，日本においては終末期の医療やケアに焦点を当てた特別な法制は存在しないが，法制定によって社会の意識，医療・ケアに関わる人々の意識を簡単に変えられるかというと，そうではないだろう。それは，米国などでの患者の権利やADをめぐる過去40年間の歴史を見れば明らかである。だとすれば，日本においても法制化の有無にかかわらず，待ったなしの状況にある人生の最終段階における医療・ケアの提供体制をいかに充実させるかということこそが最大の課題である。そのためには，厚生労働省によるガイドラインの改訂のみならず，あらゆる政策手法を最大限活用する，いわば不断の改革が要請されるだろう。

　その中で特に重要なのは，本稿でも紹介した医療専門分野における，いわばベスト・プラクティスともいうべき基準作りとその実現である。厚生労働省のガイドラインを含め医療者のガイドラインが法律を超えることはありえないが，同時に法は医療行為の妥当性を判断する上で，ほぼ必ずといっていいほど，当該分野の専門家に求められる行為基準を参照する。それが救急・集中治療場面の治療中止の場面においては，当該分野のガイドラインになり，行為の合法性の判断に大きな影響を与えるものである。

参考文献
1）本稿に密接に関連するものとして，下記の文献がある。
　岩田 太：超高齢社会における医療・介護と法．法の支配，189：39-49，2018．
　岩田 太：【終末期医療】C-4．リビング・ウィル，DNAR，POLST．日本医師会（編），医の倫理の基礎知識2018年版．日本医師会，2018．
　http://www.med.or.jp/doctor/rinri/i_rinri/c04.html（アクセス日：2020年10月26日）
2）樋口範雄：特集Advance directiveとliving will　2．法的側面からの解説．日本老年医学会雑誌，52（3）：211-6，2015．
3）町野 朔：安楽死と尊厳死の法制化の現状．日本医師会（編），医の倫理の基礎知識 各論的事項No.34．
　http://www.med.or.jp/doctor/member/kiso/d34.html（アクセス日：2020年10月26日）
4）例えば，第4回 終末期医療のあり方に関する懇談会（平成21年4月14日）の議事録参照．
　https://www.mhlw.go.jp/content/2009__04__txt__s0414-1.txt（アクセス日：2020年10月26日）
5）最高裁第三小法廷平成12・2・29判決（判例タイムズ，1031：158，2000）．「エホバの証人」輸血拒否事件．
6）刑事法の解釈論の詳細な分析については，下記の文献などを参照．
　佐伯仁志：末期医療と患者の意思・家族の意思．樋口範雄（編著），ケーススタディ生命倫理と法［ジュリスト増刊］pp.86-91．有斐閣，2004．
　甲斐克則，手嶋 豊（編）：最高裁判所第三小法廷平成21・12・7．最高裁判所刑事判例集，63（11）：1899-4．事件治療行為の中止―川崎協同病院事件．医事法判例百選（第2版）［別冊ジュリスト219］，pp.198-9．2014．

町野 朔：患者の自己決定権と医師の治療義務．刑事法ジャーナル，8：47-53，2007.

7) 武藤眞朗: 川崎協同病院事件最高裁決定. 刑事法ジャーナル, 23：83-90, 2010.

判例紹介—10.川崎協同病院事件．判例タイムズ, 1316:147, 2010.

8) 厚生労働省：「終末期医療の決定プロセスに関するガイドライン」について．
http://www.mhlw.go.jp/shingi/2007/05/s0521-11.html（アクセス日：2020年10月26日）

その後，死の直前だけではなく，死に至る人生の最終段階のケアをも充実される視点が重要だとして，2015年3月に「人生の最終段階における医療の決定プロセスに関するガイドライン」と変更した．またプロセスガイドラインのとる手続型アプローチに対しては，実体論を逃げた結果で無意味だとする批判があった．

井田 良：[基調報告] 終末期医療における刑法の役割．ジュリスト，1377：80，2009.

辰井聡子：終末期医療とルールの在り方．甲斐克則（編著），医事法講座4　終末期医療と医事法．pp.211-33，信山社，2013.

9) 下記の文献などを参照．

日本医師会：終末期医療に関するガイドラインについて．2008.

日本老年医学会：高齢者ケアの意思決定プロセスに関するガイドライン—人工的水分・栄養補給の導入を中心として．2012.

終末期医療に直接関わらない医療者が多いためか，その浸透率は必ずしも高くない．今後は周知をいかに図られるかが重要である．

10) 木澤義之：アドバンス・ケア・プランニング—いのちの終わりについて話し合いを始める（第1回 人生の最終段階における医療の普及・啓発の在り方に関する検討会 平成29年8月3日 資料3）．2017.

この他に，医療だけではなく在宅や介護の状況を想定していることを明確に位置づけること，単身世帯が急増する状況も想定し，家族以外を含め信頼できる人の関与（用語としては用いないが，いわゆる持続的代理人や医療代理人的な存在）の重要性を明示すること，などが追加された．

11) この点に関連し，生命の価値への評価が前面に出てくる際の懸念としては，いわゆる障碍からの視点（disability perspectives）が重要である．

Coleman D, Drake S: A disability perspective from the United States on the case of Ms B. J Med Ethics, 28（4）：240-2, 2002.

12) 日本救急医学会, 日本集中治療医学会, 日本循環器学会：「救急・集中治療における終末期医療に関するガイドライン～3学会からの提言～」を公表するにあたって．2014.
https://j-circ.or.jp/old/topics/files/guideline_keii20141104.pdf
およびQ&A集．https://www.jsicm.org/pdf/3faq1410.pdf（アクセス日：2020年10月26日）

13) 横田裕行：救急・集中治療における終末期医療に関するガイドライン．第2回人生の最終段階における医療の普及・啓発の在り方に関する検討会 資料4，2017.
https://www.mhlw.go.jp/file/05-Shingikai-10801000-Iseikyoku-Soumuka/0000179014.pdf
（アクセス日：2020年11月12日）

14) 橋本雄太郎：病院前救護をめぐる法律問題．東京法令出版，2006.

応急処置をめぐる法律問題については，「第8章 応急処置をめぐる法律問題」（pp.127-34）で論じている．ちなみに発刊時には，川崎協同病院事件判決や厚生労働省のプロセスガイドラインはまだ存在していないため，現在においては結論が異なる可能性も十分ある．なお，メディカルコントロールとは，「病院前医療におけるMC（メディカルコントロール）体制」を意味する．すなわち，救急現場から医療機関に搬送されるまでの間，救急救命士等が実施する医行為について医師が指示，指導・助言および検証することにより，これらの医行為の質を保証する体制を意味する．そのような電話その他で医行為の指示などをする医師をオンラインMC医と呼ぶ．

例えば, https://www.mhlw.go.jp/file/05-Shingikai-10801000-Iseikyoku-Soumuka/0000049307.pdf
（アクセス日：2020年10月17日）

15) 同様の指摘は，2018年の消防庁の調査でも一部の回答に現れていた．

総務省消防庁：心肺蘇生を望まない傷病者への救急隊の対応に関する実態調査結果（消防本部票）[速報版]．p.4，2018.
https://www.fdma.go.jp/singi_kento/kento/items/wg3-shiryo1-1.pdf（アクセス日：2020年10月26日）

法的責任回避のために患者の意思や医学的な判断をないがしろにすることは最悪の対応だと感じるが，法的に不明確な状況ではそのような対応を生むのは，いわば自然なことで，法の機能的不全としかいいようがない．法律家は，このような法的明確性が漠然とした状況において，治療の差し控え・中止の法的リスクについて，リスクがあるかどうかを尋ねると，自らの責任回避のためにも，多くの場合は「リスクがある」という回答になる．しかし，「治療中止を本人・家族も望みそれが医学的にも望ましいが，どうすれば法的リスクを低減できるか」と尋ねれば，回答が異なる可能性が十分あることにも留意が必要である．

16) 総務省消防庁：傷病者の意思に沿った救急現場における心肺蘇生の実施に関する検討部会報告書（資料6-2）. 2018.
https://www.fdma.go.jp/singi_kento/kento/items/post-48/01/shiryou6-2.pdf（アクセス日：2020年10月26日）

関連して以下も参照。

日本臨床救急医学会：人生の最終段階にある傷病者の意思に沿った救急現場での心肺蘇生等のあり方に関する提言. 2017.
http://plaza.umin.ac.jp/~GHDNet/sennyu/c221-JSEM.pdf（アクセス日：2020年10月26日）

17) 調査対象は，728消防本部，47都道府県MC協議会，251地域MC協議会で，調査方法として電子ファイル送付によるアンケートで行われた。調査期間：平成30年7月17日〜8月14日で，回収率は100％であった。ここでは下記を挙げる。

田邉晴山：救急現場における心肺蘇生を望まない傷病者への対応の現状. 令和元年度全国メディカルコントロール協議会連絡会（第1回）資料. 2019.
https://www.mhlw.go.jp/content/10801000/000526582.pdf（アクセス日：2020年10月26日）

18) 東京消防庁：報道発表資料 心肺蘇生を望まない傷病者への対応について新たな運用を開始します. 2019.
https://www.tfd.metro.tokyo.lg.jp/hp-kouhouka/pdf/011120.pdf（アクセス日：2020年10月17日）

なお，東京のように大都市で救急搬送依頼が多い場所では，心肺蘇生せずに搬送を行政サービスの一環として行うことは他の傷病者の搬送に支障をきたすので，すべてに対応することは困難であろう。

19) 救急救命士法（平成3年法律第36号）第二条参照.

（岩田　太）

# 2 延命治療中止に関するジレンマ
### 法律家からのコメント「刑事訴追の恐れがある」に
### どう対応するか?

## 「患者家族の希望に基づいた延命治療の中止」と
## 「刑事訴追の恐れ」をめぐるジレンマ

　経腸栄養や透析など生命維持に関わる治療の差し控え・中止について法律家に相談した時や法律家による講演の際，下記のようなコメントをもらったことが何回かある。「本人や家族が望んだとしても，治療や延命を行わない場合，刑事訴追される恐れがある。特に，それを行うとまだ生存が可能な場合は刑事訴追のリスクが上がる。ガイドラインは法規範ではないので，遵守しなかったからといって必ずしも法的責任を問われるものではない。一方，遵守したからといって法的に責任を問われないものでもない」。

　また，法律家に「本人や家族の，『延命治療を中止してください』という要望に従わないと，民事で訴えられるリスクとなる。一方，延命治療を中止すると刑事訴追される恐れがある。先生は，刑事と民事ならどちらがいいですか？」と聞かれたこともある。刑事訴追を受け，有罪となれば医師免許停止などの行政処分を受ける恐れもある。現場の医療者には，常にこの不安がつきまとう。

　そのため，このような法律家の意見があると現場の医療者は，患者の価値観に沿った「延命治療中止」という家族からの要望に応えたいという気持ちがある一方で，「刑事訴追の恐れがある」という法律家の意見には従っておくべきではないかと考えることとなり，非常に困難な意思決定を迫られる。

　例えば，次のような事例が考えられる。

症例

### 80歳男性，蘇生後の延命治療

　80歳男性，自宅で意識消失し倒れた。救急隊が到着。心停止と判明し，心肺蘇生が開始された。救急外来に到着後，蘇生治療にて心拍が再開した。

　ST上昇型心筋梗塞（MI）と判明し冠動脈造影，経皮的冠状動脈インターベンション（PCI）が施行されICUに入室。24時間の低体温療法が施行された。7日後，血行動態は安定化しているが，意識は戻らず昏睡状態である。痛み刺激にも全く反応がない。瞳孔は散大。頭部CTでは皮髄境界が不明瞭で，広範囲の低酸素脳症が示唆された。自発呼吸がみられたため人工呼吸は中止された。ミオクローヌスも出現し

ている。現在，経腸栄養が行われている。医学的には，植物状態で生存するか，病院内で死亡すると予測された。家族からは，経腸栄養を中止して自然に死を迎えさせたいと申し出があった。

　病院内の臨床倫理委員会に相談したところ，法律家から「刑事訴追の恐れがある」との意見が出され，「延命治療を継続する方針が望ましい」と結論された。家族からは再度「本人はこのような状態で生きながらえるのを望んでいないので，延命はやめてほしい」と申し入れがあった。

　同様の事例は，おそらく多くの医療者が経験しているものと思われる。ジレンマを感じる，非常に悩ましい事例である。

　人工栄養や透析など，いわゆる延命治療の中止にまつわる事例については，「刑事訴追の恐れがある」という意見を述べる法律家が存在する一方で，適切なプロセスを経た上であれば延命治療を中止しても「殺人罪にならない」という意見を述べる法律家もいる[1]。患者の思いに沿った意思決定をした場合に，特にそれが延命治療の差し控え・中止に関する問題である場合，前者のように法律的に裁かれるリスクがあることを我々医療者は知っておかねばならない。

## 「法的に有罪となる恐れ」が消えない中で，どのように「患者中心の意思決定」をするか？

　意思決定にジレンマを感じた時，患者の意思決定に必要な情報を漏れなく挙げる方法に，「Jonsenの臨床倫理4分割法」[2]がある。詳細は成書に譲るが，4つの要素「医学的適応 (medical indication)，患者の意向 (patient preferences)，周囲の状況 (contextual features)，QOL」について情報を整理していくものである (→p.112)。

　これら4つの要素について十分に情報を整理し，多職種チームで「目の前の患者にとってのベストは何か」を検討していく中で，法律家の意見とは異なる「延命治療をしない，中止する」という結論に至ることも，十分ありえる。

　法律家の意見を絶対的なものと捉えるのではなく，それを意見の1つとして捉え，現場としての判断を行うためには，病院内で決まった意思決定プロセスを経る必要があろう。その際には，患者が希望する治療のゴールが何か，患者がいかなる時も回避したい状況は何か（例えば，人工呼吸器や胃瘻はつけたくないなど），その理由は何か（意向の背景にある考えや価値観はどのようなものか），それは医学的妥当性を十分理解した上での意思決定か，などの十分な吟味を，医師だけでなく多職種で行うことが重要である。

　厚生労働省の「人生の最終段階における医療・ケアの決定プロセスに関するガイドライン」[3]，日本老年医学会の「高齢者ケアの意思決定プロセスに関するガイドライン―

人工的水分・栄養補給の導入を中心として」[4]という2つのガイドラインがその際の指針となる。

当院でも同様の症例について，現場の多職種カンファレンスにより「延命治療中止」のコンセンサスが得られても，臨床倫理委員会で「刑事訴追の恐れ」から承認されなかった時代がある。その頃には，現場の医療者の多くから「患者中心の意思決定をすべき」「臨床倫理委員会や法律家のコメントは無視してはどうか」といった極端な声も出た。一方で，刑事訴追に非常に恐怖を感じているスタッフもいた。

筆者個人の意見としては，病院で認めていない，してはいけないと判断しているものを現場の医療者個人が無視することはできないと考えている。現場が安心して，「患者中心の意思決定」ができるような病院内でのシステム構築，文化の醸成，コンセンサスが重要であると考える。

## 実際どうすればいいか？
### ──その病院の公式な決定の重要性

法的なジレンマを抱えながら，治療の差し控えや中止も含めた判断をしなければならない時，筆者が重要視していること，決してブレてはいけないと考えていることは，下記の2点である。

❶患者の価値観に沿った患者中心の意思決定，目の前の患者にとっての最善の治療・ケアを行うこと（繰り返すがここは絶対にブレてはいけない）

❷前記❶をすることで，個人が法的に責められないこと

❷に関しては，法的なリスクをゼロにすることはできないかもしれないが，個人が責められることのないよう，病院として対応するシステム構築が重要と考える。

当院での事情を説明する。システム構築の第一歩は，臨床倫理委員会でのコンセンサスであった。かなり議論になったが，結局，厚生労働省のガイドラインに則って「適切なプロセスを踏めば，治療中止も選択肢」とすることが承認された。延命治療の開始のみならず差し控え・中止の意思決定も含む，ということを当院では「病院として」決定した。ここが当院の大きな転換期だったと考える。

その後，厚生労働省ガイドラインに沿った「意思決定プロセス」に関するコンセンサスを院内の公式な文書として作成し，それに則って意思決定を行うことになった。これは，院内の各部署で協議した上で院内意思決定プロセスマニュアルを作成し，2016年に院内で公式に承認されたマニュアルである。

現在，延命治療の開始，差し控え，中止はそのマニュアルに則って行われている。意思決定にジレンマを感じたら院内の倫理チームにコンサルトすることができる体制も

整っている。倫理コンサルタントは「適切なプロセス」で意思決定されるかを確認したり，アドバイスをしたり，多職種カンファレンスによる意思決定に必要な情報が漏れなく収集されるようサポートをしたり，時には家族との面談に同席し，意思決定を支援する。

　家族の要望があっても，臨床倫理委員会などの公式委員会で，生命維持治療の中止，差し控えが認められない場合の打開策のキーになるのは，やはり力をもっている院長や病院幹部の理解・コンセンサスであると考える。彼らに粘り強く厚生労働省のガイドラインの共有を求めたり，現場を知る法律家を招いての講演会を行うなど院内の文化を成熟させ，現場の医療者がチームで決定した「目の前の患者にとってベストな選択」が公式に認められるようなコンセンサス作りが大切と考える。

参考文献

1）Interview オピニオンを聞く 樋口範雄氏．第16回　高齢者法と医療　100歳時代の到来で求められる人生を再設計するための法制度とは─日・米法の対比から考える超高齢社会の課題．Geriatric Medicine, 55（11），2017.
http://www.lifesci.co.jp/special/interview-オピニオンを聞く 樋口_範雄_氏（アクセス日：2020年9月28日）

2）Jonsen AR, Siegler M, Winslade WJ: Clinical Ethics: A Practical Approach to Ethical Decisions in Clinical Medicine（5th ed.）. McGraw-Hill, 2002.

3）厚生労働省：人生の最終段階における医療・ケアの決定プロセスに関するガイドライン．2018年3月改訂．
https://www.mhlw.go.jp/file/04-Houdouhappyou-10802000-Iseikyoku-Shidouka/0000197701.pdf
（アクセス日：2020年9月28日）

4）日本老年医学会：高齢者ケアの意思決定プロセスに関するガイドライン─人工的水分・栄養補給の導入を中心として．2012.
https://jpn-geriat-soc.or.jp/proposal/pdf/jgs_ahn_gl_2012.pdf（アクセス日：2020年9月28日）

（平岡栄治）

# 3 治療の中止と差し控えにどう対応するか
「人生の最終段階における医療・ケアの
決定プロセスに関するガイドライン」に基づいた臨床実践とは?

## ガイドラインが作成された背景と改訂のポイント

### 1 意思決定のプロセスを明確化する必要性から生まれたガイドライン

　まず,「人生の最終段階における医療・ケアの決定プロセスに関するガイドライン」(厚生労働省) のもととなった,「終末期医療の決定プロセスに関するガイドライン」が作成された経緯について述べる。終末期医療をめぐっては, 1980年代から東海大学病院事件, 川崎協同病院事件, 射水市民病院事件をはじめとする複数の治療の中止や差し控えに関する事件が起こった。特に生命維持治療の中止や差し控えに関する医学的な決定については, 殺人罪などに問われるという刑罰への恐れから「こわいもの, 関わりたくないもの」として捉えられ, 本当に患者のための終末期をいかに実現するかという視点や関心からの議論はあまり行われなかった。

　このような背景から, 望ましい終末期医療のあり方を考え直し, 生命維持治療の中止や差し控えを含んだ終末期の医療について, どのような意思決定のプロセスが取られるべきかを明確化するために, 2007年にこのガイドラインは作成された。ガイドラインは東海大学病院事件および川崎協同病院事件の判決および判例に基づいて作成され, 双方の事例ともに本人の意思がはっきりせず, 家族の求めに応じて医師が1人で判断して治療の中止, ならびに致死的な薬物の投与 (東海大学病院事件においては塩化カリウムと抗不整脈薬, 川崎協同病院事件においては鎮静薬と筋弛緩薬) が行われたことを重くみたものとなった。

　ガイドラインの要点は, ①医師1人で一度に方針を決めないこと, ②患者と医療従事者が十分な対話を行うこと, ③患者の意向を第一に尊重すること, ④医療従事者内では多職種で相談すること, ⑤患者自身の意思が確認できない時は, 家族も含め患者の意思を推定しそれを尊重すること, ⑥判断が難しい場合は, 多職種専門チームから助言を得ること, であった。

　2014年にこのガイドラインの名称が,「人生の最終段階における医療の決定プロセスに関するガイドライン」に変わった (この時期から厚生労働省は終末期医療という言葉を使わずに, 人生の最終段階の医療に置き換えるようになった)。

次いで2018年に，高齢多死社会の進展に伴い地域包括ケアの構築に対応する必要があること，欧米諸国を中心としてACP（Advance Care Planning）の概念を踏まえた研究・取り組みが普及してきていることなどを踏まえ，その内容が11年ぶりに改訂され，「人生の最終段階における医療・ケアの決定プロセスに関するガイドライン」となった。具体的には以下の点について改訂された[1]。

❶病院における延命治療への対応のみではなく，在宅医療・介護の現場で活用できるよう，「人生の最終段階における医療・ケアの決定プロセスに関するガイドライン」に名称が変更され，医療・ケアチームの対象に介護従事者が含まれることが明確化された。

❷心身の状態の変化等に応じて，本人の意思は変化しうるものであり，医療・ケアの方針や，どのような生き方を望むかなどを，日頃から繰り返し話し合うこと（＝ACPの取り組み）の重要性が強調された。

❸本人が自らの意思を伝えられない状態になる前に，本人の意思を推定する者について，家族等の信頼できる者を前もって定めておくことの重要性が記載された。

❹今後，単身世帯が増えることを踏まえ，前項の「本人の意思を推定する者」の対象が，家族から家族等（知人や友人等を含む）に拡大された。

❺繰り返し話し合った内容をその都度文書にまとめておき，本人，家族等と医療・ケアチームで共有することの重要性について記載された。

# ガイドラインに基づく「生命維持治療の中止と差し控え」に関する意思決定のプロセス

ガイドラインに基づいた「生命維持治療の中止と差し控え」に関する意思決定のプロセスの概要を**図1**に示す[2]。ガイドラインに基づく意思決定のプロセスは大きく5つのStepに分類することができる（**表1**）。

● Step1：本人の意思決定能力を判断する

このステップでは患者の意思決定能力を評価することになる。普段，私たち医療従事者は臨床現場で感覚的に患者の意思決定能力を判断しているが，生命維持治療の中止や差し控えについては，その内容が複雑で患者にとって深刻な結果をもたらす可能性があり，慎重に本人の意思決定能力を判断する必要がある。意思決定能力の評価にあたっては，年齢，病名，外見，行動，社会背景，認知機能の低下や精神疾患の既往だけで意思決定能力の欠如を判定してはならないこと，評価の際に本人の意思決定能力を高める努

人生の最終段階における医療・ケアについては，医師等の医療従事者から本人・家族等に適切な情報の提供と説明がなされた上で，介護従事者を含む多専門職からなる医療・ケアチームと十分な話し合いを行い，本人の意思決定を基本として進めること。

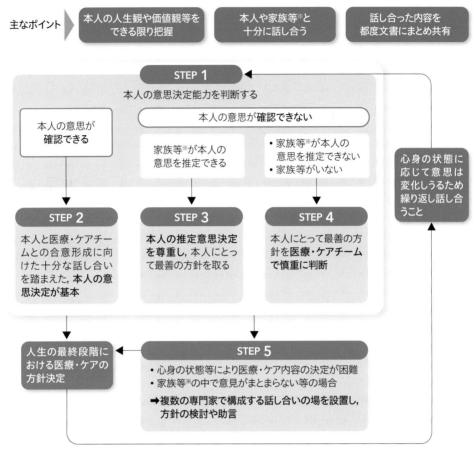

主なポイント

本人の人生観や価値観等をできる限り把握

本人や家族等※と十分に話し合う

話し合った内容を都度文書にまとめ共有

**STEP 1**
本人の意思決定能力を判断する

本人の意思が確認できる

本人の意思が確認できない

家族等※が本人の意思を推定できる

• 家族等※が本人の意思を推定できない
• 家族等がいない

**STEP 2**
本人と医療・ケアチームとの合意形成に向けた十分な話し合いを踏まえた，本人の意思決定が基本

**STEP 3**
本人の推定意思決定を尊重し，本人にとって最善の方針を取る

**STEP 4**
本人にとって最善の方針を医療・ケアチームで慎重に判断

心身の状態に応じて意思は変化しうるため繰り返し話し合うこと

人生の最終段階における医療・ケアの方針決定

**STEP 5**
• 心身の状態等により医療・ケア内容の決定が困難
• 家族等※の中で意見がまとまらない等の場合
➡ 複数の専門家で構成する話し合いの場を設置し，方針の検討や助言

※本人が自らの意思を伝えられない状態になる可能性があることから，話し合いに先立ち特定の家族等を自らの意思を推定する者として前もって定めておくことが重要である。
　家族等には親族のみならず広い範囲の人（親しい友人等）を含み，複数人存在することも考えられる。

**図1** 「人生の最終段階における医療・ケアの決定プロセスに関するガイドライン」における意思決定支援や方針決定の流れ（イメージ図）
〔厚生労働省 人生の最終段階における医療の普及・啓発の在り方に関する検討会：ACP（アドバンス・ケア・プランニング）普及・啓発について（報告），2018をもとに作成〕

力をすることが大切である。

　意思決定能力を高める具体的な方法は複数提案されているが，Grisso，Appelbaumらの方法を用いることが標準的である[3,4]。具体的には，本人の意思決定能力を，話し合いにおける情報提供や質問を通して，「理解（意思決定のために必要な事項を理解している）」「認識（病気，治療，意思決定を自分自身の問題として捉えている）」「論理的思考（決定内容は選択肢の比較や自分自身の価値判断に基づいている）」「表明（自分の考えや結論を伝えられる）」の4つの要素について注意深く観察し，総合的に評価すること

## 表1 | 意思決定の5つのStep

| | |
|---|---|
| **Step1** | 本人の意思決定能力を判断する |
| **Step2** | 本人の意思が確認できる場合▶本人と医療・ケアチームとの合意形成に向けた十分な話し合いを踏まえた，本人の意思決定を基本とする |
| **Step3** | 本人の意思が確認できず，かつ家族等が本人の意思を推定できる場合▶本人の推定意思を尊重し，本人にとって最善の方針を取る |
| **Step4** | 本人の意思が確認できず，かつ家族等が本人の意思を推定できない場合，もしくは家族等がいない場合▶本人にとって最善の方針を医療・ケアチームで慎重に判断する |
| **Step5** | 心身の状態等により医療・ケア内容の決定が困難な場合や家族等の中で意見がまとまらない等の場合▶複数の専門家で構成する話し合いの場（例：臨床倫理コンサルテーションの利用）を設置し，方針の検討や助言を行う |

が重要である。また，それぞれの要素について意思決定能力を高める工夫をするとよい（図などが入ったパンフレットなどを用いて説明し，後から見返すことができるようにすることで理解を助ける，本人の覚醒度が最も高い時間帯を選んで話し合いを行う，など）。

　実際に救急外来でこのプロセスを踏むことは困難と思われるかもしれないが，外してはならない事項なので，研修を受けるなどして習熟することが必要である。判断が困難な場合は，精神科などの専門家へのコンサルテーションが必要となる。

● **Step2：本人の意思が確認できる場合▶**
**本人と医療・ケアチームとの合意形成に向けた十分な話し合いを踏まえた，本人の意思決定を基本とする**

　本人の意思決定能力が十分であると判断される場合には，本人自身と医療従事者が合意形成に向けて十分な話し合いを行い，本人が受けたいと思う医療・ケアを受けることが必要になる。この過程で必要になるのが，いわゆるインフォームド・コンセントのプロセスである。特に医療現場では，医師をはじめとする医療従事者が患者よりも圧倒的に多くの知識と経験をもっているために，医学的に最善であることが第一としてすべてが進む傾向にある。しかしながら，人生の最終段階においては（決してその時ばかりではないが）医学的な最善や長く生きることが必ずしも患者にとっての最善ではないことがある。またこれとは逆に，自己決定権を重視するあまり，患者にすべての意思決定を委任し，それが患者や家族に大きな負担となっているケースも散見される。本人にとって何が大切で，どのように生きていきたいと考えているか，など患者の価値観を十分に把握した上で，医療従事者はその価値観に沿った患者にとって最善の医療・ケアを提案し，お互いに納得して方針決定をする必要がある。医療従事者は「自分たちは患者本人のことに対して素人である」というスタンスが大切であり，この意思決定の過程は別名shared decision makingとも呼ばれる。救急やICUでは治療することが正義で，医療従

事者も患者・家族も治療の中止や差し控えに関する話を切り出しにくいことが多い。治療の判断においては，常に治療しないという考え方（オプション）があり，それも本人にとって最善の選択肢になりうることを伝える必要がある。

### ●Step3：本人の意思が確認できず，かつ家族等が本人の意思を推定できる場合▶ 本人の推定意思を尊重し，本人にとって最善の方針を取る

　本人の意思決定能力が十分でなく，かつ家族等が患者本人の意思を推定できる場合は，家族等の推定する本人の意思を尊重して，患者にとって最善の方針を取る。この場合の家族等とは，本人が信頼を寄せ，人生の最終段階の本人を支える存在であるという趣旨であり，法的な意味での親族関係のみを意味せず，より広い範囲の人（親しい友人等）を含み，複数人存在することも考えられる。

　臨床現場ではこのプロセスはおろそかにされることが多く，家族を集めて，家族の意向で患者の方針が決められることがしばしばある。ここでもう一度東海大学病院事件と川崎協同病院事件の判例を思い出してもらいたい。両事件ともに，医師は家族の求めに応じて行為に至っており，そのプロセスの中でおろそかにされたのは患者の意思の推定であったことが指摘されている。我々は常に家族等に対して，「ご本人だったらどのような治療やケアを望まれるでしょうか？」と問いかけ，本人の価値観や今までの行動や言動などから本人の意思を推定する必要がある。

　しかしながら，本人の推定意思を判断することは容易ではなく，特に事前に話し合いが行われていない場合は困難を極めることがある。このStep3における，代理意思決定者による本人の推定意思の質を高めるためのプロセスがACPであると言っても過言ではない。ACPは「患者・家族・医療従事者の話し合いを通じて，患者の価値観を明らかにし，これからの治療・ケアの目標や選好を明確にするプロセス」であり，その過程においては，身体的なことにとどまらず，心理的，社会的，スピリチュアルな側面を含むこと，治療やケアの選好は定期的に見直されるべきであること，代理意思決定者の選定や医療・ケアの選好などの話し合いの結果を文書化してもよいことなどが重要であるとされている[5]。言い換えれば，「自分が重篤な病気や状態になった時に，もしくはそうなった時に備えて，どこでどのようにどうやって過ごしたいかを，家族（代理意思決定者）や医療従事者とあらかじめ話し合うプロセス」といってもよいかもしれない。

### ●Step4：本人の意思が確認できず，かつ家族等が本人の意思を推定できない場合，もしくは家族等がいない場合▶ 本人にとって最善の方針を医療・ケアチームで慎重に判断する

　本人の意思決定能力が十分でなく，かつ家族等が患者本人の意思を推定できない場合，もしくは家族等がいない場合は，本人にとって最善の方針を医療・ケアチームで慎重に判断する。この際に重要なことは医師が1人で独善的に決めるのではなく，家族等を含めた多職種チームで判断することである。異なる価値観と経験，本人との関わりをもっ

た複数の人が情報を共有し，治療・ケアの方針を決めることは容易ではない。この際には，臨床倫理の4分割法[6,7]（→p.112）などを用いてそれぞれのもつ情報を整理した上で，関係者それぞれが認識している状況，想定している目的（ゴール），意見の背景となる価値観や常識について提示し合う。そしてお互いの認識や価値の相違を理解した上で，状況・目的・価値を調整し，患者にとっての最善を第一に考えてコンセンサスを得る必要がある。話し合いの際には，①話し合いに参加している人々が他の参加者の見解や議論を理解できるよう努め，②意見の背景になる価値観，経験，コミットメント（献身的な関与），態度，法的制約，施設の方針，経済的制約等を理解し合い，③すべての個別見解が何かしら考慮されるという形で，④すべての参加者が受け入れられる提案を目指す[8]。

　救急の現場では時間が限られ，これらの判断が難しいことがあるが，本当に時間がない時には，まず救命を優先して生命維持治療を開始し，時間ができたところで今後の方針についてしっかり検討し，治療の中止について検討することが望ましい。安易な生命維持治療の差し控えにより，救命できるいのちが救命できなくなることが最悪のアウトカムであると筆者は考える。

● **Step5：心身の状態等により医療・ケア内容の決定が困難な場合や家族等の中で意見がまとまらない等の場合** ▶
　**複数の専門家で構成する話し合いの場を設置し，方針の検討や助言を行う**

　前記のプロセスを経て人生の最終段階における治療・ケアに関する意思決定を行うが，医療従事者や家族等の間で意見がまとまらなかった場合には，複数の専門家から助言を得ながらさらに意思決定のプロセスを進めることが推奨されている。他項でも言及されている通り，本人の意思もしくは推定意思は大変重要であるが，それだけでは治療の中止・差し控えの判断には十分ではない。「医学的な判断（死の切迫性）」「家族を含めた多職種チームでの判断」が必要であり，必要に応じて臨床倫理コンサルテーションなどを利用することが強くすすめられる。


　なお，ガイドラインの理解とガイドラインに基づいた意思決定支援を学ぶために，患者の意向を尊重した意思決定のための研修会（E-FIELD：Education For Implementing End-of-Life Discussion）が厚生労働省委託事業として2016年から神戸大学主導により開催されている。2020年2月までに全都道府県で開催され，合計3,000名を超える医療福祉従事者が受講を修了している。詳細はWebページを参照されたい[9]。

参考文献
1) 厚生労働省：「人生の最終段階における医療の決定プロセスに関するガイドライン」の改訂について．2018. https://www.mhlw.go.jp/stf/houdou/0000197665.html（アクセス日：2020年7月13日）

2) 厚生労働省 人生の最終段階における医療の普及・啓発の在り方に関する検討会：ACP（アドバンス・ケア・プランニング）普及・啓発について（報告），2018.
https://www.mhlw.go.jp/content/10802000/000355116.pdf（アクセス日：2020年7月13日）

3) Grisso T, Appelbaum PS: Assessing Competence to Consent to Treatment: A Guide for Physicians and Other Health Professionals. Oxford University Press, 1998.

4) Appelbaum PS: Clinical practice. Assessment of patients' competence to consent to treatment. N Engl J Med, 357（18）:1834-40,2007.

5) Rietjens JAC, Sudore RL, Connolly M, et al.: Definition and recommendations for advance care planning: an international consensus supported by the European Association for Palliative Care. Lancet Oncol, 18（9）:e543-51, 2017.

6) Jonsen AR, Siegler M, Winslade WJ: Clinical Ethics（8th ed.）. A Practical Approach to Ethical Decisions in Clinical Medicine. MCGRAW-HILL EDUCATION, 2015.

7) Jonsen AR, Siegler M, Winslade WJ, 赤林 朗, 蔵田伸雄, 児玉 聡（監訳）：臨床倫理学第5版―臨床医学における倫理的決定のための実践的なアプローチ．新興医学出版社，2006.

8) Birnbacher D: Teaching clinical medical ethics. In D Dickenson, R Huxtable, M Parker, et al., The Cambridge Medical Ethics Workbook（2nd ed.）. Cambridge University Press, 2010.

9) 令和元年度厚生労働省委託事業 人生の最終段階における医療体制整備事業.
https://square.umin.ac.jp/endoflife/2019/general.html（アクセス日：2020年7月13日）

（木澤義之）

# 救急・集中治療領域における緩和ケア
## ──患者中心のケアのために

　救急・集中治療に携わる医療従事者は日常的に多くの患者の死に立ち会っており，当然終末期医療および緩和ケアについてのエキスパートである必要がある。ここでは米国と日本の集中治療における終末期医療と緩和ケアの違いを経験した筆者が，わが国における問題点を言語化し，明確化することを目的とした。多くの独断と偏見による私見が含まれており，筆者が所属するどの組織の意見も代表していないことをご理解いただきたい。

## 救急・集中治療領域において，患者中心の緩和ケアを行うために克服するべき障害

「患者中心の緩和ケア」とは，肉体的な疼痛や苦痛を取り除くだけではなく，患者の好みや価値観を尊重しながら全人的な緩和ケアを行うことである。例えばオピオイドで疼痛を緩和していたとしても，患者の価値観に反した治療が施され，身体抑制をされていたとすればそれは患者中心の緩和ケアではない。わが国の救急・集中治療領域において，患者中心の緩和ケアを行うためには多くの障害がある。その中でも特に重要と思われる2つの障害と，その解決策について説明する。

### ● 救命至上主義とガイドライン

　救急・集中治療領域における医療従事者の第一の役割は救命であり，そこは否定されるべきではない。しかし，患者やその家族とのコミュニケーションスキル，医療倫理の知識，緩和ケアの知識などについての教育の機会が，今まで救急・集中治療領域では非常に少なかったこともあり，多くの救急・集中治療医は救命のためのスキルのみを追い求める傾向があるように感じる。結果として，どのように手を尽くしても救命できない患者や，たとえ救命の可能性があったとしても，それ以上の侵襲的な治療による負担を受け入れられない患者に対して，よりよい死の過程を提供する能力は重要視されていない。

　また，たとえ気管挿管をされていても患者との明確なコミュニケーションが可能な場合は珍しくなく，慎重に患者およびその家族とコミュニケーションを取った結果，「これ以上の治療による負担を受け入れられないため，まだ救命の望みがあったとしても完全に緩和ケアに移行してほしい」と患者が考えていることが発覚することは珍しくない。しかしわが国では，「重症で気管挿管されているような患者に正しい意思決定能力があ

るかどうかは不明である」という言い訳のもとに，コミュニケーションを取る努力すらされず，気管挿管中の患者の意思は完全に無視されていることが多いように感じる。そのような文化と状況を反映してか，日本救急医学会，日本集中治療医学会，日本循環器学会の終末期に関する合同ガイドラインでは，「どのように手を尽くしても救命できない患者」が終末期の患者として定義されている[1]。その結果，患者の価値観とは関係なく，医療従事者による「救命できるか，できないか」の判断のみで終末期が定義されることになり，このガイドラインのみに従った場合，「適切な治療の結果，救命できる可能性」が残っている場合は，いかなる場合も治療の中止や差し控えを行うことができないと現場が判断してしまう可能性がある。

　しかし，本来患者にとっては，かかりつけ医，救急医，集中治療医もすべて自分の価値観を尊重して人生最後の時間をサポートしてくれる医師であるはずである。たまたま「救急・集中治療における終末期」という独自の定義をもったガイドラインを遵守する救急室や集中治療室（以下，ICU）に搬送されてしまったために，「まだ救命できるかもしれない」という考えのもとに1分1秒でも心臓を動かすことを目的とした治療を施され，自己抜管防止のための身体抑制をされながら，結果的に人生最後の時間を過ごすことにならないようにする必要がある。救命はできるかもしれないが，侵襲的な治療を我慢して受けた先に患者が受け入れられるだけのQOLが実現しがたい場合，または，たとえ救命の可能性があったとしてもこれ以上の侵襲的な治療の負担を受け入れられない患者などに対応した時の解決法として，厚生労働省のプロセスガイドライン（人生の最終段階における医療・ケアの決定プロセスに関するガイドライン）を用いることができる[2]。プロセスガイドラインについての詳細は原文を参照いただきたいが，短期予後や救命の限界性にかかわらず，患者の背景，価値観，意思などによって終末期の定義を個別化できるようになっている。救急・集中治療領域でもプロセスガイドラインに従い，慎重に患者の終末期を個別化し，治療の中止や完全な緩和ケアへの移行を行うことは可能である。

### ● 訴追への恐怖と医療従事者の役割

　救急・集中治療領域において患者中心の緩和ケアを行うためのもう1つの大きな障害は，訴追への恐怖である。多くの病院では，たまたま「倫理」という言葉が同じであることから，研究倫理委員会のメンバーがそのまま臨床倫理委員としての役割を担っていることが多く，残念ながら臨床倫理についての知識に乏しい場合が多い。そのような環境では，判断の基準は「訴追される可能性を1％でも低くする」ことになりがちである。

　例えば，心肺停止蘇生後に神経予後が絶望的であると判明した患者に対し，「意識がなく，人工呼吸器と人工栄養依存の状態で生きることを本人は望んでいないはずであるから，人工呼吸器と人工栄養を中止してほしい」と家族からの希望があったとする。しかし，もし倫理委員会が訴追への恐れから，人工呼吸器と人工栄養の中止を認めないと

いう判断をした場合，その判断は患者と家族の最大の利益から大きく乖離してしまう。法律と現場の乖離を解決する方法についての詳細は他項を参照していただきたいが，病院と医療従事者の役割は患者とその家族をサポートすることであるという基本を忘れるべきではない。したがって，倫理委員や法律家の役割は，訴追される可能性を1％でも少なくする治療方針を現場に強要することではなく，患者と家族中心の判断を下した現場が，法やマスコミから責められる状況をどのようにすれば回避できるかを考えることである。

## 「できることをすべて行う」とは？

「できることをすべて行う」という言葉に関して，救急・集中治療領域に携わる医療従事者が陥りやすい勘違いについて説明する。

　基本的に私たち医療従事者には，「患者のためにすべてを行う」こと以外の選択肢はない。しかし，すべてを行うためのゴールが重要である。もし，救命がゴールであり，患者が治療による負担を受け入れられるのであれば，気管挿管，大動脈内バルーンパンピング，V-A ECMO（呼吸・循環補助体外式膜型人工肺）など，医学的に適応があることすべてを行う必要がある。もし救命ができないことが明らかになった場合，侵襲的な治療の先に患者が許容できるQOLが得られない場合，または患者がそれ以上の治療による負担を受け入れられない場合は，よりよい死の過程を提供するために「すべてを行う」必要がある。その場合，例えば「痛みを与える無駄な採血やむくみを増やすだけの輸液や経腸栄養をしない」ということを含めて「すべてを行う」必要がある。家族が「何かしてあげたい」という気持ちから輸液を強く望むのであれば，その輸液は家族のグリーフケアというゴールのために必要と考えられる。患者と家族のためにすべてを行うことは当然であるが，その「すべて」の中身はゴールによって大きく変わることを理解する必要がある。

## 「一度始めた治療はやめられない」という考えに基づいた不確実性への対処

　急性期病院における終末期の判断がしばしば困難であることの最大の理由として，予後の不確実性が考えられる。つまり，ある程度治療してからでないと生命学的な予後と機能的な予後がわからない場合が多いことが，急性期医療における判断を困難にしている。

　しかし，わが国の救急・集中治療領域でしばしば遭遇する「一度始めた治療はやめられない」という考え方に基づいてこの不確実性に対処しようとした場合，現場が大変恐ろしい判断を下す結果になることがある。例えば，通常の生活を享受しており，これからも享受できる可能性が十分にある高齢者が細菌性肺炎で急性呼吸不全に陥った場合

に，「一度挿管したら抜けなくなるので，やめておきましょう」と医師が家族に説得するような症例である。「気管挿管してもご本人への負担が大きいだけで，期待する結果が得られる可能性は極めて低いのでやめておきましょう」という内容であれば合理的な判断である。しかし，「気管挿管をして治療をすればまたもとの生活に戻れる可能性は十分にありますが，もしそうならなかった場合に抜管ができなくなるからやめておきましょう」という判断を現場がしているとすれば，それは一度始めた治療はやめられないという迷信の恐ろしい弊害であるといわざるをえない。

　米国では，time-limited trial（お試し期間）という概念のもとに，一定期間または予後がある程度明確になるまで最大限の治療を行い，必要に応じて完全に緩和ケアに移行することで不確実性に対処することが一般的である[3]。一度始めた治療でもやめられるのである。ただし，病院の方針として治療中止へのコンセンサスが得られていない場合やグレーの場合は，絶対に個人で判断してはいけない。必ず患者・家族そして医療チームで議論したことを記録し，必要に応じて臨床倫理委員会に決定してもらうことで病院としての判断にすることが重要である。

## 緩和に役立たない治療を中止するという目的で抜管を行う時の注意点

　緩和に役立たない治療を中止するという目的で抜管を行うことになった場合，医療従事者が必ず知っておかなければならないことがある。それは呼吸困難を緩和するためのオピオイドの必要性と，「死戦期呼吸」についての準備である。患者の意識状態にもよるが，抜管後に患者の呼吸困難感を緩和するために高用量のオピオイドが必要になる場合が多く，必ずオピオイドを準備，または投与を抜管前から開始しておく必要がある。

　また，抜管後には死戦期呼吸となることが多いが，もしこの当然の現象についての心構えがない場合，家族だけではなく医療従事者までもがパニックになり，結果的にそれを一刻も早く止めようとして筋弛緩薬やカリウム製剤を静脈注射するような結果になりうる。抜管の前から家族に対して「一見苦しそうに呼吸しているように見えることがありますが，十分薬を使っていますのでご本人は苦しくないですから大丈夫ですよ」などと伝え，少しでも安心させるような努力を行い，家族のグリーフケアに努めることが重要である。

## ACPと急性期病院

　「ACPは慢性期の患者を診療する医療従事者のためのものであり，急性期病院の医療従事者には関係がない」という意見を時々耳にすることがある。しかし，この考え方は間違いである。過去に外来でどれだけ丁寧にACPが行われていたとしても，その患者が救急車で急性期病院の救急室やICUにやってくることは十分にありうる。患者やその

家族は救命してほしいという理由だけで救急車を呼ぶわけではなく，「苦しいから助けてほしい」「どうしたらよいかわからない」という理由でも救急車を呼ぶのである。ACPとは患者の死の瞬間まで続く意思決定支援であり，最後に患者のケアに関わる医療従事者がACPの存在を認識していない場合，またはACPを重要と思っていない場合，完全なfutile ACP（不毛なACP）になってしまう。以下に，救急・集中治療領域に関わる医療従事者に必要なACPに関する能力を説明する。

### ● スクリーニング

　救急室やICUでは，個々の患者に対して，過去にACPが行われているかを確認する必要がある。これは患者本人または家族に対して質問することになるが，「万が一ご自分で判断できなくなった時のことなどについて，話し合ったことがありますか？」などの，スクリーニングのための定まった文言を決めておいてもよいかもしれない。

### ● 死の現実味による判断の変化の有無を確認する

　人間の判断は状況によって変化するものである。特に，どの程度までの治療の負担を受け入れられるかについては，「死の現実味」によって大きく変化する。例えば，まだ腎機能が保たれている糖尿病の患者が「透析をするくらいなら死んだほうがよい」と言っていたとしても，実際に尿毒症の症状が出現し始めた時には透析を望むような場合などである。

　したがって，過去に行われているACPや事前指示の内容が現在も適用できるかどうかを確認し，必要に応じてアップデートする必要がある。ACPの目的は決して言質を取ってその内容を確実に実行することではなく，状況とともに変わりゆく患者の気持ちに寄り添いながら，患者とその家族が最もよかったと感じることができる判断を支援することである。

### ● 誤解に基づいた判断に気づく

　例えば，60歳の男性が重症肺炎による急性呼吸不全で救急来院し，ACPの中に「人工呼吸器による治療は行わない」という事前指示が含まれていたとする。この事前指示を救急・集中治療領域の医療従事者がそのまま鵜呑みにすることは大変危険である。ACPには通常，「なぜそのような事前指示になっているのか」という考えの背景や価値観が含まれていることが多い。もし，その考え方の背景が，例えば「自分の母親が人工呼吸器につながれたまま死んだので，延命治療は絶対に嫌だと思っている」という内容であった場合，その患者は人工呼吸器が一時的な治療となりうるということを理解しておらず，そのACPには誤解に基づいた判断による事前指示が含まれていたことになる。「なぜそのような事前指示が含まれているのか？」について，常に患者の考え方の背景と価値観に心をめぐらせ，それが誤解に基づいた判断であった場合は適切に説明し，必

要に応じてACPをアップデートする必要がある。

　以上，救急・集中治療領域において，患者中心の緩和ケアを行うにあたっての重要事項を説明した。かかりつけ医から，「絶対に救急車なんか呼んだらいけませんよ。救急医から大変な目にあわせられるから」と言われなくなるように，救急・集中治療領域に携わる医療従事者が必要な知識とスキルを身につけていくことを願っている。

参考文献
1) 日本救急医学会，日本集中治療医学会，日本循環器学会：救急・集中治療における終末期医療に関するガイドライン〜3学会からの提言〜. 2014.
2) 厚生労働省 人生の最終段階における医療の普及・啓発の在り方に関する検討会：人生の最終段階における医療・ケアの決定プロセスに関するガイドライン 解説編. 2018年改訂.
3) Quill TE, Holloway R: Time-limited trials near the end of life. JAMA, 306 (13) :1483-4, 2011.

（則末泰博）

Chapter | 4

# 患者・家族と話し合う
## コミュニケーション

# 1 ケアのゴールについて 患者・家族と話し合う

## はじめに

　緩和ケア医がなんで救急のことを!? といわれる方もいるであろうし，まずは自分の経歴について少し触れておきたい。私はもともと初期研修医時代，北米型のER医に憧れる救急医志望であり，急性期の外傷から内科疾患まで幅広く診療できる，さらに「絶対に救急車を断らない」をモットーとした急性期の病院に就職した（いわゆる海外ドラマの「ER」に憧れるようなミーハーな気持ちです）。

　しかしそこに搬送される患者たちは，私が予想していた患者たちとは違った。高エネルギー外傷で緊急の処置を要するような患者や，「不慮」の疾患で生命を脅かされるような患者はあまり来なかった。誤嚥性肺炎を繰り返す高齢の患者，先日まで入院しており施設に戻ったばかりの患者が尿路感染症を再燃し搬送，など「既知」の疾患の進行期が，やむにやまれぬ状況に追い詰められて救急搬送されているほうがずっと多かった。

　そして，そのような患者たちに対する救急医療者の「なんでこんな状態になるまで放っておいたんだ」「かかりつけ医は一体何してるんだ」などの，聞いてて嫌になるような発言をたくさん聞いてきた。どうしてこのような光景になっているのか，言及したり考察している人はおらず，私はそのような光景すべてがかなりショックだった。多様な患者や疾患と遭遇できる救急診療は私にとって非常に楽しく魅力的であったが，私がどんなに医学知識を増やしたり，手技が上達しても，それ自体を本質的に求めている訳ではない患者と家族で救急外来は溢れていることがわかった。

　後期研修は，急性期の入院診療中心の病院で総合内科の道を選んだが，そこも同じような光景であった。高齢の急性期感染症入院患者に対して一部の医療者が「あの患者さん，DNAR（Do Not Attempt Resuscitation）取ってある？」「あそこの家族は受け入れが進んでいないね」という会話を聞くたびに，なんのためにみんな医療をやっているんだっけ，という気持ちになった。と同時に，このもやもやはどうやったら解決できるのだろう，と思った末に，緩和ケアの領域では同じような話題がだいぶ前から議論されていることを知り，いつの間にか緩和ケアの道に入り込んでしまった。

　私は決して救急・集中治療・急性期診療をしている医療者を批判するつもりはなく，むしろ尊敬の念をもっている立場である。ただ，「治すこと」のみを是とするスタンスだと，今後の医療をやっていく上で様々な軋轢を生んだり，結果的に医療者・家族とも

望まない光景になりうるのではないかとは思っている。簡単なことではないが「ケアの
ゴール」を患者・家族と共有すること，そのために対話をしていく姿勢が，急性期の現
場に最も求められているのではないかと考え，本稿を記していきたい。

　はじめに断るが，本稿で取り上げる内容は基本的に「答えはない」。答えはないが，
間違いはある。唯一解がない前提で患者・家族との対話の中から自然に合意形成が進む
姿を目指しながら，さらに，考えうる最悪の光景を避けるマネジメントスキルをどうやっ
て得るのか，が本稿の目指すところである。

# 急性期医療における「ケアのゴール」とは何か

　急性期治療の文脈において，「ケアのゴール」とは何であろうか？

　例えば，16歳男性の急性虫垂炎による緊急入院，があなたの目の前に現れた時，「ケ
アのゴール」に悩むことはないだろう。なぜなら，ほとんどの場合若年者の虫垂炎は，
侵襲的な処置である全身麻酔下での手術によって「完治」し，「身体機能の低下」を伴わず，
「社会復帰」できることを皆当然と思うからである（手術を拒否する患者は，個別性の高
いケースとして別に考えるべきだが）。

　同様に，30歳の自立した男性の，肺炎球菌による重症肺炎であっても，医療者は「ケ
アのゴール」を「完治」とし，「身体機能の低下」は一時的なものであり，「社会復帰」を
目標とすることに疑問を抱くことはあまりないだろう。挿管，人工呼吸器管理をためら
わず，できる限りのリソース投入を行った上で集中治療を行うはずである。

　さらに，その「ケアのゴール」を治療の前に家族と話し合うだろうか？　そんなこと
いうまでもない，と考える人がほとんどではないだろうか？　治療法や検査結果について
患者・家族と話し合うことはあっても「ケアのゴール」を話し合うことはないだろう。
なぜなら，ほとんどの患者・家族が本質的に望むことは高い確率で「治すこと」であり，
ほとんどの場合，現代の急性期医療，または患者の体力それ自身によりその望みはかな
うからだ。

　では，このような症例はどうだろうか？

症例

## 88歳男性，慢性閉塞性肺疾患（COPD）

### 面談❶　救急外来にて

　過去COPDの急性増悪で5回入院歴がある。どうしても喫煙をやめることはでき
ず，入院のたびに非侵襲的陽圧換気（以下，NPPV），抗菌薬，吸入の急性期治療

を行い退院，を繰り返していた．アドヒアランスも不良であり，医師は生活を改めるように指導するが「もう十分に生きたし，好きなように生きさせてほしい」と発言し改めることはなかった．

　ある日，呼吸状態が悪化して妻より救急要請，搬送された．今回もCOPDの急性増悪であったが，過去5回に比べ重症であり，来院時著明なCO$_2$ナルコーシスを認めた．意識障害を呈しており，NPPVではなく救命を行うのであれば挿管・人工呼吸器管理が望ましいと考えられた．過去のカルテに「延命治療はしないでほしい」と本人の発言が記録上あったこと，院内のシステム上「急変時DNAR」と記載があったことも確認し，救急担当医はベッドサイドを離れ，キーパーソンである妻に以下のように説明した．

医師「今回はいつも通りCOPDの急性増悪ですが，重症です．いつもの機械（NPPV）では助からないと思います．喉に管を通した挿管，という処置をして人工呼吸器をつながないと命が助かりません」

妻「えー，そんなに悪いんですか… 昨日まで元気だったのに．先生，息子が来てから決めてもいいですか？ 私には決められません」

医師「そんな時間はありません．挿管して救命するか，何もしないで看取りにするかのどちらかです．もともと延命はしないって話をしていたはずですよね」

妻「寝たきりになって植物人間になるのは嫌とは言ってましたが，こんな急なことになるとは…」

医師「（いらいらしながら）何回も注意されたのにタバコ吸ったからこうなったんですよね．治療をしないでそうしてたんだから，人工呼吸器はやめといたほうがいいんじゃないでしょうか．今までこういう話あったでしょ？」

妻「そういえばなんかそういう話もあったけど… 先生，私決めきれません．でもしないと死ぬなら，その何とかいう処置をやってください」

医師「…はぁ，わかりましたよ．延命するんですね！ でも，挿管したらそのまま管が抜けなくなることもありますよ！ そのままだと気管切開っていって，喉に穴をあける処置をしなきゃいけなくなるかもしれませんけど，いいんですよね！」

妻「私にはわかりません，でもとりあえず命を助けてください」

医師「……」


　医師はベッドサイドへ戻り「はぁ，DNARって書いてあったのに挿管するってよ！」と発言した．周囲の看護師もため息をつきながら介助し，挿管・人工呼吸器装着を行い，救急病床へ入院となった．

## 面談❷ 入院後

　入院後は重篤な呼吸状態であったが，抗菌薬と吸入治療，ステロイド投与にて徐々に呼吸状態は安定していった。しかし，原疾患のCOPDの進行により，呼吸状態安定化までは時間を要し，抜管は再挿管のリスクを伴う状況となった。また，挿管の苦痛が強く鎮痛・鎮静を要し，鎮静を切った際にはせん妄を起こしており，現状意思決定能力はない。

医師「なんとか治療によって呼吸状態は安定しました。状況からは抜管はできるように考えていますが，管を抜いた後にまた呼吸状態が悪化して再挿管しなければいけないかもしれませんが，その時はまた挿管しますか？ しませんか？」

妻と息子「悪くなったら，また管入れないと死んでしまうんですか？」

医師「その可能性が高いと思います。ただ，そうなるともう抜管困難なんで気管切開ですね。喉に穴を空けて，ずっと機械につながれて生きていくことになりますね」

妻と息子「それはかわいそう」

医師「でも，悪くなったら挿管しないとたぶん助からないので，再挿管しない場合はお看取りです」

妻と息子「…そんな，死なせるようなことはできませんね… 本人は何て言ってますか？」

医師「本人は判断できる状況にありません。では，管を抜いてみて，ダメだったら再度挿管しましょう。そして気管切開です。はい」

妻と息子「……」

## 面談❸ 状態安定後

　幸い，抜管には成功し，その後も呼吸状態は安定した。救急病床から退室し，一般病棟での入院を継続，せん妄も改善し，本人と意思疎通を図れるようになった。しかし今回の入院で身体機能は急激に低下し，これまで通りの自宅生活は困難となった。今後の療養のあり方について，ソーシャルワーカー（SW）を交え家族と面談を行うこととなった。

医師「今回の治療でなんとか命はとりとめました。うちでできる治療は終わったので，退院するか，どこかに転院するか，決めてもらわなければいけません」

妻と息子「そんなこといっても，今のままだととても自宅は無理です」

医師「そうですか，では転院先をソーシャルワーカーさんに決めてもらいましょう」

息子「でも，本人は自宅に帰りたいって言い張るんですよね…」

妻「もうとても無理よ，今寝たきりじゃない。先生，リハビリしたらまだ元気になりますかね？」

医師「やってみないとわかりませんが，可能性はあると思いますよ。では，A病院

へリハビリ転院をしてもらいましょうね」

SW「では，手続きを始めますね」

妻と息子「…はい」

　後日，転院先の病院で誤嚥性肺炎を発症，急性呼吸不全にて当院紹介搬送，人工呼吸器管理となったが結局死亡した。妻は「あんなことになるなら自宅に帰してあげたらよかった」と悲嘆にくれてしまった。

　いかがだろうか。急性期・集中治療に従事する医療者であれば，決して珍しいとはいえない経過であろう。この症例では重大な面談が計3回行われている。

❶救急外来で，すぐに意思決定が必要な緊迫した状況での面談

❷入院中，生死に関わりうる重要な意思決定の面談

❸入院中，今後の療養のあり方に関する意思決定の面談

　言わずもがな，救急外来・集中治療領域は意思決定のための時間が，医療者，患者側ともにあまりない（ことが多い）。従来の緩和ケア領域でも時間が十分にないことはある（そもそも死が近づいているのに，時間がある，ということはないけれども）が，往々にして急性期医療に比べたらまだ時間に猶予がある上，さらに患者側と「人生の最終段階」というコンテクストが共有されていることが大きい。逆にいうと，急性期医療でも入院後全身状態が安定化し，患者・家族ともある程度ラポール（良好な医師－患者関係）が形成されると，次第にコンテクストが医療者・患者間で共有されていくことはある。そう，冷静な議論にはなるべく安定した全身状態が望ましいが，そうはいかないのが急性期医療である。

　ラポールが形成されていない上に，状態が不安定で，そのため感情面も不安定で冷静な議論ができない中で「ケアのゴール」を話し合うことは，至難の業である。冒頭にも述べたように答えはないのだが，その前にまず「ケアのゴール」を話し合うために，近年広まってきているアドバンス・ケア・プランニングに触れておきたい。

## アドバンス・ケア・プランニングとは何か？

　さて，最近急速に言葉が広まってきているアドバンス・ケア・プランニング（Advance Care Planning　以下，ACP）であるが，「人生会議」という愛称も公募の上決定され，お国としても一般向けにその概念を普及させたいと考えているようだ。

　私見であるが，ACP自体はわが国の医療者はもちろん一般の国民まで幅広く普及すべきであり，そのことにより医療者によって「管理」されていると皆が勘違いしていた

人間の生と死を，患者自身が取り戻し豊かなエンド・オブ・ライフを送る手助けになるのではないかと考えている（バリバリのACP推進派である）。

　ただし，ACPはコンセプチュアルなものであるがゆえに，すでに誤解を生じつつあると危惧をもっている。特に，ACPによって治療方針・療養場所を「決定しなければならない」，という誤解が散見されているように私には感じられる。すでに「ACPを取っておきました！」と，首を取ったように語る医師を何人も見てきた。少し前の「DNAR＝看取り」のような誤解が広まらなければいいのだけれども…。

　まずACPとは，「今後の治療・療養について患者・家族と医療従事者があらかじめ話し合う自発的なプロセス」と定義される[1]。患者が同意のもと，話し合いの結果が記述され，定期的に見直され，ケアに関わる人々の間で共有されることが望ましい。ACPで話し合われる内容は以下である。

- 患者本人の気がかりや意向
- 患者の価値観や目標
- 病状や予後の理解
- 治療や療養に関する意向や選好，その提供体制

患者本人の意思決定能力がなくなった場合，代理意思決定者が話し合いの相手となるが，代理意思決定者自身もACPで事前に患者と話し合っておくべきである。

　いわゆるDNAR指示はACPの中で取り扱われるほんの一部であり，AD〔Advance Directive，終末期の事前指示（書）〕の範疇である（**図1**）。

　よって，「ACP＝急変時の対応を確認すること」ではない。ACPをしている中でADの話題となり，ADの中で急変時の対応をどのようにするかを具体的に話し合うという関係性が正しい。

　2018年3月に厚生労働省より発表された「人生の最終段階における医療・ケアの決定プロセスに関するガイドライン」では，「医療・ケアを受ける本人が多専門職種の医療・介護従事者から構成される医療・ケアチームと十分な話し合いを行い，本人による意思決定を基本とした上で，人生の最終段階における医療・ケアを進めることが最も重要な原則である」と記載されている[2]。この点はまさに，人生の最終段階においてACPが必要ということを明記しているといってよい。

　重要なことは，「本人による意思決定」という点である。しかし，医療の素人である患者が，必要な情報を自分自身で整理した上で治療の意思決定をすることは，我々の想像以上の苦難を要する。医療者が見落としがちな視点であるが，患者は自身の価値観や，大事に思っていることを普段から言語化しているわけではない。

　ACPは，本人の価値観や大事に思っていることを引き出すための場と捉えるべきである。ACPにおいて患者自身の価値観が十分に医療者，家族に共有されれば，今後の方針や療養の場所は自然に「決まる」。医療者が一方的に決定するのではなく，上位概

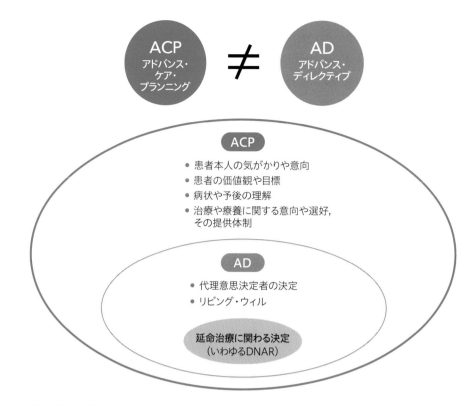

**図1│ACP，AD，DNARのイメージ**
〔人生の最終段階における医療にかかる相談員の研修会資料をもとに作成〕

念としての患者の価値観が，治療選択などを自然に決めていく，これこそがACPが目指す理想のプロセスである。

　さらにいうと，ACPを行って結果的に何かが決まらなくてもよい。その話し合いを行ったこと自体に価値がある。むしろ，医療者が決めようと誘導することが患者の自立した考えを妨げてしまう。あくまで，情報提供した上でお互いに考えを共有し，一緒に今後を考えることが重要である。

　ACPを行うと，患者の自己コントロール感が高まるのみならず，代理意思決定者と医師間のコミュニケーションが改善することが指摘されている[3]。さらに，患者と家族の満足度が向上し，遺族の不安や抑うつが減少することも指摘されており[4]，ACPは人生の最終段階に関わる患者本人と家族にとって重要な役割を果たすと考えられている。また，患者の意向はACPで一度確認しても，病状の変化とともに変わることも多い。一度ACPを行ったから終了ではなく，繰り返し話していくことが重要である。

# 急性期医療の現場でACPは行うことができるか?

　前項で述べたようにACPでは,「今後」についてできれば安定した状態で話し合われることが望ましい。生命の危機に瀕した患者では,話し合いがされても,行われる医療行為をするかしないかに限られ,その背景にある価値観や目標が探索されないことが指摘されている[5]。

　ACPを行うのにベストなタイミングはいつだろうか? 明確な回答はないが,特に疾患を有さない健康な成人に関しては,現時点では有効性がわかっていない(健康関連アウトカムは変えないといわれている)。現状では,surprise question(この患者が1年以内に亡くなったら,医療者としては驚くか?)の答えが「No」の患者がよい適応ではないかといわれているが,それ以外にも,大きな病状の変化(手術後,退院時など)や,環境の変化後(在宅移行時,転院時など)がよいタイミングであろう。

　例えていうのであれば,万一台風が来た時,どんな備えをする? どんな保険に入る? どこに逃げる? などを事前にシミュレーションしておく,リスクマネジメントの考え方に近い。もし想定していなかった台風が突然来たりした場合に必要なものは,リスクマネジメントではなく,被害(被害が出るのは確実である)を最小限にすることを目的とした,クライシス・マネジメント(危機管理)であろう。災害前の準備と,災害が発生した際の危機管理は,求められているものが違う。災害の危機管理の場合は,被害はすでに起こっているが二次被害を防ぐことや,死傷者を最小限にすること,避難期間を最短にすること,など,「すでに起こってしまったこと」への対策が基本である。

　つまり,一度も急変時の対応が話し合われていない中で救急搬送されたり,ACPが普通行われないような状況(若年者の外傷や急激な敗血症など)の際に求められるコミュニケーションスタイルは,クライシス・マネジメントの視点に近い。例えば,交通事故で急死した患者の家族は,こちらがどんなに素晴らしいコミュニケーション技術を駆使したところで,強い悲嘆を避けることはできないだろう。しかし,それ以上悪化させないような心がけはできるかもしれない。

　もちろん,ACPを普段からしておくことでそのような困難な状況を,特に慢性疾患を有する患者に関しては減らすことはできると思うが,完全になくすことはできないだろう。急を要する医学的状況では「会議」をしている時間はなく,誰かが「決定」して進んでいかなければならない。非常にストレスフルな状況である。

　大内らは,慢性疾患の進行と,必要とされるコミュニケーションについて**図2**のようなモデルを提示している[6]。

　ACPが日本に普及するまでしばらく時間がかかりそうなので,それまで私たちは,

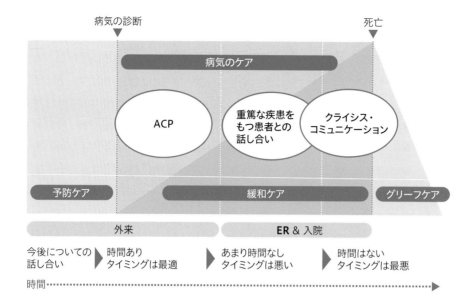

**図2｜慢性疾患の進行において必要とされるコミュニケーションモデル**

〔Ouchi K, George N, Schuur JD, et al.: Goal-of-care conversations for older adults with serious illness in the emergency department : challenges and opportunities. Ann Emerg Med, 74（2）:276-84, 2019より改変〕

救急外来や救急病床でどのようなコミュニケーションをするべきか，考えていかなければならない。

## 急性期医療におけるコミュニケーション（準備編）

　以下は，前項におけるクライシス・コミュニケーション（crisis communication），重篤な疾患をもつ患者との話し合い（serious illness conversation）の場面を想定し，実践的なコミュニケーションについて考えてみた。私見ではあるが，まずコミュニケーションに必要な素材を並べてみた。次項において，実際どのような対話をするべきか，例を交えて提示したいと思う。

### 1 ｜ 相手を理解する

　コミュニケーションにおいて最も重要なことは「相手は誰なのか，どんな人なのか」を考えることである。特に救急外来は初対面のことが多く，相手についての情報が不十分なのは当然であるが，わかる限りの情報収集は必要である。この場合の情報とは，疾患，年齢，性別はもちろん，どのような治療歴なのか，生活背景，簡単な家族図（可能であればエコマップ）まで把握できると，相手をある程度把握することができる。

もちろん，それもかなわないような，既往歴のない患者の交通外傷，心肺停止などは別である。

## 2 | それまでの文脈（医学的，患者の解釈）を理解する

外傷，急性疾患は例外であるが，目の前の患者がどのような病の軌跡（→p.13）をたどり，今どの時点にあるのかを理解する必要がある。さらに，可能であれば，患者・家族にとっての文脈を理解する必要がある。医学的な事実はどうであれ，「患者・家族にとっての事実」を把握し，医療者が考える事実とのギャップを把握する必要がある。

## 3 | 現在の病状をアセスメントし，可逆性を推定する

急性期医療の治療の意思決定においては，「どれくらい時間があるのか」と「どれくらい治療に対する可逆性があるのか」を考慮し面談を組み立てる必要がある。時間が限られており，また可逆性が読めない場合，「不確実性が高い」症例となり，難易度が高い。どんなに熟練した医師であっても困難な状況である。しかし，困難な症例を「困難である」と理解しチームで共有することは非常に重要であると考える。

**図3**は急性期医療の中で面談を行う際のパターンについて考案したものである。冒頭の症例では，最初の面談はCの状況，気管切開の有無についてはD，退院前の面談はF，に分類されるだろう。それぞれに決まったフォーマットのコミュニケーションがあるわけではないが，今何が求められているのかを意識しながら面談することが非常に重要である。

● その他の例

A　40歳男性，交通外傷による心肺停止，救急外来でも蘇生せず，家族に病状を伝えるセッティング。可逆性は0に近く，時間は残されていない。
　　求められているコミュニケーション：これ以上家族の悲嘆を深めないように留意する。

B　70歳男性，膵がんで化学療法をしていたが徐々に衰弱し化学療法中断，緩和ケア外来に紹介しようと考えられていた中，敗血症ショックで搬送。状況として非常に重篤であり，本人は意識レベルが低下している。集中治療を行ったとしても数日以内の死亡が予想される中での家族面談。
　　求められているコミュニケーション：家族の認識を知った上で，可逆性がないことをしっかり伝える。その上で，決して見捨てないことを伝え，家族の感情を受け止める。

E　76歳女性，急性の肺炎球菌性肺炎で急性呼吸不全。人工呼吸器装着をして呼吸をサポートすれば十分回復する可能性はあると予想されるが，診察時$SpO_2$80％，

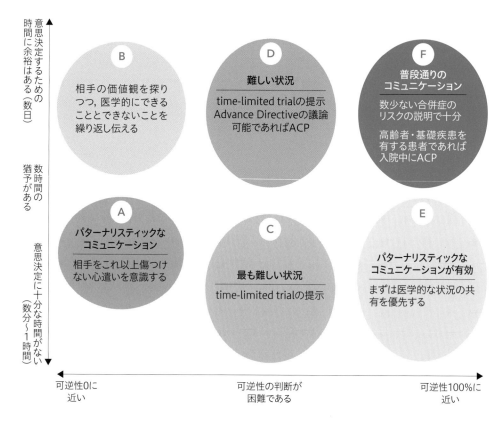

**縦軸（上から下へ）：**
意思決定するための時間に余裕はある（数日）
数時間の猶予がある
意思決定に十分な時間がない（数分〜1時間）

**横軸（左から右へ）：**
可逆性0に近い　　可逆性の判断が困難である　　可逆性100%に近い

**B**
相手の価値観を探りつつ，医学的にできることとできないことを繰り返し伝える

**D**
難しい状況

time-limited trialの提示
Advance Directiveの議論
可能であればACP

**F**
普段通りのコミュニケーション

数少ない合併症のリスクの説明で十分

高齢者・基礎疾患を有する患者であれば入院中にACP

**A**
パターナリスティックなコミュニケーション

相手をこれ以上傷つけない心遣いを意識する

**C**
最も難しい状況

time-limited trialの提示

**E**
パターナリスティックなコミュニケーションが有効

まずは医学的な状況の共有を優先する

**図3│救急外来・集中治療における治療期のコミュニケーションのパターン（岡村案）**

努力呼吸であり，数十分以内に装着するか否かを意思決定をする必要がある。

求められているコミュニケーション：強く挿管を推奨，家族に連絡が取れずとも，本人の同意があれば挿管する。本人の同意が得られずとも，その時点で急変時のコードが未確認であれば挿管する。

## 4 │ 医療者のスタンス

急性期の医療者は，「もともと元気だった患者が，一時的に具合が悪くなった状況を治療で元気にする」ことに最も価値を見出しがちである。逆に「もともと具合が悪かった患者が，当然の帰結として悪くなってやってきた，可逆性はあまり期待できない」症例には，あまりモチベーションが高くない状態で診療にあたることが多いように思う。もちろん，そんなことはない，と反論もあるだろうが，私が見てきた多くの急性期医療の現場では，冒頭に挙げた症例のような会話がなされてきた。これは，医療＝何が何でも患者を治すことを至上価値とする，という価値観では当然の帰結だと私は考える。

また，そのような患者を治療する際に「医療費が〜」などと話す医療者がかなり多い。普段は一切医療費や保険のシステムや流れなど理解していないのに，このような時だけ

急に社会派に切り替わる医療者のマインドは，なかなか興味深いものがある。

　福祉の世界では，対人援助のための「バイスティックの7原則」と呼ばれるものがあるが，この中に「非審判的態度の原則」がある。救急医療＝対人援助の一環という視点で考えるならば，是非この原則を知っておくとよいだろう。つまり，医療者は自然に「助かるべき（これは恐るべき考え方だが）患者および患者の家族は，助けてほしいという態度で来るべきだ」「そもそも可逆性の低いような高齢者の家族は，『もう年なんできつい治療はしないでください』と言うべきだ」などと自然に思っていないだろうか??

　その考え方が間違っている，とまでは思わないが，そのような審判的態度をもつ限り，そうでない考え方の患者が来院した時に陰性感情を抱きやすい。陰性感情は医療者にとってもあまり益はない。バーンアウトや，医療ミスにつながりうる。世の中には様々な考え方をもつ患者・家族がおり，その中には「何が何でも長生きさせることが医療者の義務である」と確信している人も一定数存在する。どちらが正しい，とはいいがたい。なぜなら，この議論はそもそも何をもって「正しい」というのかがコンセンサスがない状況であるので，強いていえば，どちらもそれぞれの文脈の中で正しい，ということになってしまい，話が噛み合うことはない。まずはお互いに冷静になって，「正しいとは何か」を議論して同じスタートラインに立つことが最も望ましい。まずは非審判的態度で臨み，その考え方の背景そのものに焦点を当て，相手の考え方自体は否定せず，医学的な見解と，その上で医療的にできること，できないことを誠実に伝える，というのを基本的なスタンスとして私は推奨したい。

　また，そもそもそのような審判的態度をとる救急医自体が，バーンアウトした結果ではないかと，いつも心配になるところである。

　君，研修医の時はそんな人じゃなかったよね??

　あれ，あなた新人看護師さんの時は優しい目をしてたのに！ 今は目が死んでません??

## 5 ｜ 基本的なコミュニケーション技術

　身も蓋もない発言だが，一般論としていわゆる緩和ケアの現場と救急医療の現場では，やはり救急医療の現場のほうがコミュニケーションは難しいと考えている。理由としては，とにかく関係性がない状態からスタートすること，時間が限られること，相手が（場合によってはこっちも）感情的になっていること，そもそも患者の意識がない場合が多いこと，などが挙げられる。

　緩和ケア医はコミュニケーションを自身のスペシャリティと考えてどんどん磨いていくのに対し，その難しい現場にいる救急医たちのほとんどがコミュニケーションを学んでいないとされている。と言うと「救急は個別性が高いから難しいんだ！」「緩和ケアみたいな死を待つ患者と一緒にするな」と言われるが，それを十分承知の上で救急医・急性期治療医もコミュニケーションを学ぶべきと私は考えている。なぜなら，学ぶこと

で誰でもある程度は身につけることができること[7]、そして救急外来でのトラブルを減らすことができるからだ。

　今までの研究や専門家の意見では、悪い知らせを伝えるコミュニケーションの戦略として、がんの分野で開発されたSPIKESプロトコル（表1）による6ステップアプローチ[8]が救急外来でも比較的容易に実行でき、さらにEPEC™-EMにより有効性が示唆されている[9]。

　このスキルはどの状況にも有用であるが、特に前述したパターンA〜Dの、医療者の考える医学的状況と患者・家族の解釈に乖離がありそうな時に、その差を抽出し、徐々に詰めていく際に意識するとよい。

　救急外来・急性期医療は医学的な情報と、大きく揺れ動く感情が交差する現場である。相手の感情を受け止めつつ、状況を整理し共有する努力をSPIKESを用いて行うべきであろう。

　また、死の告知という最も難しい状況に関して追記する。前述のEPEC™-EMでは患者の死を患者の家族や友人に告知する救急臨床医向けのGRIEV_INGの使用を提唱している（表2）。SPIKESプロトコルに似た要素があるが、特に救急外来での死亡告知を対象としている。この語呂合わせは、救急医により、救急医のために開発され、救急の研修医の死亡告知スキルを向上させることがわかっている[10]。

## 6 | time-limited trialという考え方

　パターンCとDの場合、医療者自体も可逆性の判断で悩むため、当然患者側も意思決定は容易ではない。また、急変時のコードが決まっていたとしても、いざという時には動転し撤回されることも珍しくはない。「前はDNARだったじゃないですか！」と言っても仕方がない。医療者であっても同じ状況であれば同じように選択を悩むであろう。

　まず医学的に可逆性の判断が悩ましい場合、また、可逆性は低いと見積もられるが家族の受け入れがどうしても難しい場合、time-limited trialという考え方が近年提唱されている[11]。これは一定の期間（罹患している疾患により違う）集中治療を含む治療を行ってみてうまくいくかを検討する手法のことを指し、治療が奏効しない・悪化している場合には、治療の中止と症状緩和へシフトすることを最初から提示する治療戦略である。

　緩和ケアの世界では「Hope for the best, prepare for the worst（最良の結果を祈りつつ、最悪の事態にも備えましょう）」という言葉が用いられるが、急性期医療の現場においても、可逆性が決して高くない症例こそこの言葉を用いた治療方針が患者にとっても、医療者にとっても望ましいのではないか、と考えている。

表1｜SPIKESプロトコル（ER版）

| | | |
|---|---|---|
| **S** | **S**ETTING UP the Interview | ● **プライバシーに配慮**した場所を確保し，他のERスタッフにも面談することを通達した上で，**座って話をする**<br>● 重要な他者を巻き込むようにする<br>● 治療上の**つながり**を患者・家族と確立するようにする |
| **P** | Assessing the Patient's **P**ERCEPTION | ● **オープンクエスチョン**を用い，誤った理解を正す<br>● 否認や非現実的な期待を**傾聴**するようにする |
| **I** | Obtaining the Patient's **I**NVITATION | ● どのような情報が**聞きたい**か明らかにする |
| **K** | Giving **K**NOWLEDGE and Information to the Patient | ● 悪いニュースを知らせることを相手に**注意喚起**する<br>● 専門用語を**使用しない**<br>● 過度に回りくどく言わない<br>● 情報を少しずつ伝え，**間**を与える |
| **E** | Addressing the Patient's **E**MOTIONS with Empathic Responses | ● 相手の**感情的な反応**を観察し，どのような感情であるかを明らかにする<br>● なぜその感情になったかを明らかにし，感情を表出するまでの時間をもち，**共感を表現**するようにする |
| **S** | **S**TRATEGY and SUMMARY | ● 次のステップについて話し合い，理解を検証する |

〔Baile WF, Buckman R, Lenzi R, et al.: SPIKES—A six-step protocol for delivering bad news: application to the patient with cancer. Oncologist, 5（4）:302–11,2000をER版に改変〕

表2｜GRIEV_ING

| | | |
|---|---|---|
| **G** | **G**ather | 告知する家族を集める。全員が揃っていることを確認する |
| **R** | **R**esources | 使える援助の資源を集める |
| **I** | **I**dentify | 自己紹介をする。名前で死者か負傷者かの確認を行い，その日の出来事に関する家族の理解の確認をする |
| **E** | **E**ducate | 起こった出来事と現在の状態の説明をする |
| **V** | **V**erify | はっきりと亡くなったことを伝える |
| **_** | Space | 家族が理解するための空間や時間を提供する |
| **I** | **I**nquire | 質問がないか尋ね，すべてに回答する |
| **N** | **N**uts and bolts | 実際的な問題（臓器提供，葬儀，持ち物等）について尋ねる。家族が死者の身体を見る機会を提供する |
| **G** | **G**ive | 後に起こってくる様々な疑問に対して，答えることを伝え，連絡先を渡す |

〔Hobgood C, Harward D, Newton K, et al.: The educational intervention "GRIEV_ING" improves the death notification skills of residents. Acad Emerg Med,12（4）:297, 2005.〕

# 急性期医療におけるコミュニケーション（実践編）

前項を意識し，冒頭の症例を面談し直してみたい。

症例

## 88歳男性，慢性閉塞性肺疾患（COPD）

### 面談❶　救急外来にて

　過去COPDの急性増悪で5回入院歴がある。どうしても喫煙をやめることはできず，入院のたびにNPPV，抗菌薬，吸入の急性期治療を行い退院，を繰り返していた。アドヒアランスも不良であり，医師は生活を改めるように指導するが「もう十分に生きたし，好きなように生きさせてほしい」と発言し改めることはなかった。

　ある日，呼吸状態が悪化して妻より救急要請，搬送された。今回もCOPDの急性増悪であったが，過去5回に比べ重症であり，来院時著明な$CO_2$ナルコーシスを認めた。意識障害を呈しており，NPPVではなく救命を行うのであれば挿管・人工呼吸器管理が望ましいと考えられた。過去のカルテに「延命治療はしないでほしい」と本人の発言が記録上あったこと，院内のシステム上「急変時DNAR」と記載があったことも確認し，救急担当医はベッドサイドを離れ，キーパーソンである妻に以下のように説明した。

医師「今からご主人の病状をお伝えします，担当の〇〇です。**びっくりしましたね**（感情にフォーカスを当てた問いかけをすることにより，感情の話題について相手が会話を開始することができる。この場合，感情の話題を振っていることが重要であり，推定された感情は間違っていてもよい）」

妻「そうなんですよ，救急車呼びたくはなかったけど，いきなり悪くなって，きついきつい言いだして…昨日まで元気だったのに。はぁぁ」

医師「そんな状況だったらびっくりしてしまいますよね（**相手の状況を言語，非言語的に評価した**）。それでは今から簡単に病状をお伝えしますね。今回は前回と同じようにCOPDの急性増悪です。ご主人の状況は，**申し上げにくいのですが…**いつもに比べてかなり重症です。前回はNPPVという機械でなんとかしのいでいましたが，今回はそれではとてももたないくらいの重症です。今まで，あのマスクでももたないくらい重症だったら，そのさらに上の，喉に管を入れた挿管，そして人工呼吸器までやるかどうか，話し合ったことはありますか？」

妻「えー，そんなに悪いんですか…前は，延命はしないでほしいって言ってたんよ。

植物人間になりたくはないって」

医師「植物人間になりたくない（リフレインをする），と言っていたんですね。どうしてそう思われたんでしょうか？（時間はないが，ここは重要なので少し深掘りしてみる）」

妻「私の母が寝たきりでずっと介護してて，10年くらいオムツだったのと，具合悪くなって喉に管入れて，何もわからないまま死んだのを見てそう言ってたんです」

※挿管による侵襲的治療と可逆性のない延命治療が，ごっちゃになったまま解釈されていることがここでわかる。

医師「なるほど，そういうご経験があってそのように言われたのですね。今決めなければならない人工呼吸器の装着は，延命治療というよりは，今死んでしまうかもしれない状況の治療です。うまくいけば元通りになる可能性もあります。ただ，結果的に喉の管が抜けずにそのまま人工呼吸器が着けっぱなしになってしまうこともありえます（最良のシナリオ，最悪のシナリオの中で判断に悩んでいることを自己開示する）。それがどれくらいの可能性なのか，私たちも悩んでいます。ただ，残念なことにできればすぐに決めなければならないのです」

※人工呼吸器着脱の議論はあるが，本稿では触れない。

妻「…わかりました，先生，やらなければ亡くなる可能性が高いのであれば，治療をしてもらえませんか？」

医師「わかりました，私も最善を尽くして治療を行います。正直どちらがよいか私たちもわからないので，どういう結果になっても決して奥様は後悔する必要はないと思います」

妻「そう言われて少し楽になりました。よろしくお願いいたします」

（ベッドサイドに戻る）

看護師「先生，なんでDNARなのに挿管するの!?」

医師「DNARは看取りじゃないし，挿管してはいけないというわけじゃないですよ。この患者さんは救命できる可能性がないわけではないし，まずは挿管してしっかり呼吸不全を治療し，数日後に可逆性を判断するtime-limited trialの考えで治療をしたいと思います」

## 面談❷（入院後）

入院後は重篤な呼吸状態であったが，抗菌薬と吸入治療，ステロイド投与にて徐々に呼吸状態は安定していった。しかし，原疾患のCOPDの進行により，呼吸状態安定化までは時間を要し，抜管は再挿管のリスクを伴う状況となった。また，挿管の苦痛が強く鎮痛・鎮静を要し，鎮静を切った際にはせん妄を起こしており，現状意思決定能力はない。

医師「なんとか治療によって呼吸状態は安定しました。状況からは抜管はできるように考えています」

妻と息子「先生，ありがとうございます」

医師「(いきなり再挿管の話に行きたくなるだろうが，ちょっと我慢して家族の感情を探る)入院後の期間，お父様はとてもがんばってこられました。今のお父様の状況を見て，ご家族としてはどう思われますか?」

妻と息子「そうですね…正直，喉の管があまりにもきついんじゃないか，本人は苦しんでいるんじゃないか，って思って」

医師「……(沈黙)」

妻と息子「先生，いかがでしょうか」

医師「…そうですね，喉の管の違和感には本人はつらさを感じているかもしれません。でも，それをそばで見ているご家族のみなさんも，同じようなつらさを感じていらっしゃったのですね」

妻と息子「そうなんです」

医師「率直なお気持ちを教えていただきありがとうございます。ただ，今からまた少し悩ましいお話をしなければいけません(いったん感情を受け止めた今がチャンス!)。管を抜いた後に，おそらくそのまま呼吸状態は安定して，またお話しできるようになるとは思うのですが，残念ながら呼吸状態が悪化して再挿管しなければいけないこともあります。その時にどうするか，またご意見を聞かせてもらえますでしょうか?」

妻「…私は，もう管を入れないで，苦しさを取ってあげたらと思ってます。タバコを好きなだけ吸ってきた人生だし，もう思い残すことはないって言ってたし」

息子「ダメな親父だけど，私にとっては唯一の父なんで…。ただ，今の状況を見ると，もともと自由に，人に縛られて生きるのが大嫌いな父にとっては，本当に嫌な状況なんじゃないかなぁ(涙)」

医師「そのようなお父様だったのですね，ちなみに，どんなお仕事をしていらっしゃったのですか?」

妻「大工です。腕はよかったんだけど，飲む，打つ，買うはひどくて」

息子「そうなんですよ，気は短くてすぐ手が出るし，酒もタバコもとにかく我慢できない。ただ，情に厚くて」

　以下，5分間くらい簡潔なライフレビューが家族より続く。

医師「よくわかりました。そのようなお父様の意思としては，おそらく再挿管は望まない，という感じですね。できれば，本人の声が聴けたら一番よいのですが。抜管して安定したら，また本人も意識が戻るでしょうし，本人を交えて回復した状況でまたお話ししましょう」

妻と息子「そうしてください」

## 面談❸（状態安定後）

　幸い，抜管には成功し，その後も呼吸状態は安定した。救急病床から退室し，一般病棟での入院を継続，せん妄も改善し，本人と意思疎通を図れるようになった。しかし今回の入院で身体機能は急激に低下し，これまで通りの自宅生活は困難となった。今後の療養のあり方について，ソーシャルワーカー（SW）を交えて，本人と（原則本人抜きですべての面談はしないほうがよい。たとえ軽度認知症があろうとも）家族と面談を行うこととなった。

医師「今回の治療でなんとか命はとりとめました。幸い，当院での急性期治療は終わりました。来た時はとても重症だったのに，よくがんばられましたね」

本人「へっへっへ，これでタバコがまた吸えるよ」

妻と息子「何言ってるんだ！ また同じことになるよ」

医師「（苦笑しながら）私としてはもうやめてほしいですけど…。ちなみに，今回入院はだいぶきつくなかったですか？」

本人「きつかった！ でも命は助かったね。ただ，次同じことになったら，もうしなくていいよ，先生。ここまでしてもらって申し訳ないけど」

医師「なるほど，それはとても大事なお話です。どうしてそのようにお考えになったのですか？」

本人「あまりちゃんと言ってなかったけど，俺はもう人生に満足してて，タバコが吸えたらそれでいいんだよね。あまりに苦しかったから，救急車を妻が呼んだけど…。あと，なるべく自宅で暮らしたいね。病院ではタバコが吸えないし…」

医師「他にも理由がおありですか？」

本人「やっぱ家が一番落ち着くよ」

医師「大工さんだそうですね，もしかしてご自分で家を建てられたんですか？」

本人「そうそう，40年前にね。しっかりした豪邸を建てたんだぜ」

息子「大工の腕だけは一流だったんですよ。ただ，家がでかすぎて，今，老夫婦だと大変なんですよ」

本人「大工引退してから，生きててもしょうがないなーって思うこともあるけど…」

医師「何か大事にされていること，気がかりなことはおありですか？」

本人「孫だね。孫が可愛いから，それがずっと楽しみだった。ただ，この前やっと孫が結婚してねぇ（凄まじいスマイル）。もう俺は幸せものだ，もう思い残すことはない，と思ってんのよ。後は，妻だな。残していったら悪いけど，ただ，俺はあまり介護させたくないから，パーっと逝きたいのよ」

妻「またそんなこと言って！」

医師「いろいろ教えていただき，ありがとうございます。今の話を聞くと，ご本人はいわゆる命を延ばす治療は望まれていないことはよくわかりました。今回みたいに元気になるかもしれなくても，そのような処置は希望されないですか？」

本人「せんでいいよ。ありがとう」

医師「このような大事な話をさせてもらえてありがとうございます。今後はどのように過ごしたいですか？」

本人「なるべく苦しくなく，で，自宅でなるべく長く。でも，妻が介護限界だったらもう入院させてほしいね。で，先生，俺どれくらい生きられる？」

医師「…それは，どういったお気持ちから聞かれているか教えてもらえますか？」

本人「俺は最後まで自分で決めていきたいから，おおよその残り時間が知りたくてね」

医師「なるほど，そういうお気持ちなんですね。正直にお答えすると，残り時間の推定はとても難しいです。次の発作で命を落とすかもしれない，と思うと数か月以内かもしれないし，ちゃんと薬を使っていたら数年，ということもありえます。…が，私はあなたが1か月以内に死亡しても，びっくりはしません」

本人「幅があるわけね。わかった」

妻と息子「私たちもなるべくお父さんの意見を尊重していきたいと思います」

SW「お話を聞いていると，医療的なサポートと，お母様の介護を手助けするサポートが必要そうですね。訪問診療・介護の導入，介護保険の申請がお気持ちに合うかもしれません」

本人と妻と息子「それはどういったものですか…」

　数か月後，急性増悪時も訪問診療医が対応，本人と家族は救急搬送を希望せず，自宅看取りとなった。後日，ACPを行った主治医に家族より御礼の手紙が届いた。

# 最後に

　急性期医療におけるケアのゴール，というのは非常にあいまいで，移ろいやすく，医療者間ですら共有されづらい。まして医療の素人である患者・家族と短時間で共有することは難しいだろう。また，急性期医療のコミュニケーションも，その時の医学的状況と文脈に左右される。

　本稿で提案したように，今どういうコミュニケーションが求められているのか，大まかに把握し，最悪の状況をまず避けるようなマネジメントを前提とし，関わる人の多く

がなるべく不幸にならないようコミュニケーションを取っていきたい。そのためには，緩和ケアの世界で培われた技術が，急性期でも集中治療でも，使えるところがたくさんあるのではないか，と日々考えている。参考になれば幸いである。

文献

1) 木澤義之：アドバンス・ケア・プランニング いのちの終わりについて話し合いを始める（第1回 人生の最終段階における医療の普及・啓発の在り方に関する検討会，資料3），p.4，2017．
   https://www.mhlw.go.jp/file/05-Shingikai-10801000-Iseikyoku-Soumuka/0000173561.pdf（アクセス日：2020年7月22日）

2) 厚生労働省：人生の最終段階における医療・ケアの決定プロセスに関するガイドライン．2018．
   http://www.mhlw.go.jp/file/04-Houdouhappyou-10802000-Iseikyoku-Shidouka/0000197701.pdf
   （アクセス日：2020年9月28日）

3) Teno JM, Gruneir A, Schwartz Z, et al.: Associtation between advance directives and quality of end-of-life care : a national study. J Am Geriatr Soc, 55（2）:189-94, 2007.

4) Detering KM, Hancock AD, Reade MC, et al.: The impact of advance care planning on end of life care in elderly patients: randomised controlled trial. BMJ, 340:c1345,2010.

5) Anderson WG, Chase R, Pantilat SZ, et al.: Code status discussions between attending hospitalist physicians and medical patients at hospital admission. J Gen Intern Med, 26（4）:359-66, 2011.

6) Ouchi K, George N, Schuur JD, et al.: Goal-of-care conversations for older adults with serious illness in the emergency department : challenges and opportunities. Ann Emerg Med, 74（2）:276-84, 2019.

7) Levinson W, Gorawara-Bhat R, Lamb J: A study of patient clues and physician responses in primary care and surgical settings. JAMA, 284（8）:1021–7, 2000.

8) Baile WF, Buckman R, Lenzi R, et al.: SPIKES—A six-step protocol for delivering bad news: application to the patient with cancer. Oncologist, 5（4）:302–11, 2000.

9) Emanuel LL, Quest T.（Eds.）:The Education for Physicians on End-of-Life Care-Emergency Medicine（EPEC™-EM）Curriculum.The EPEC Project : Robert Wood Johnson Foundation, 2008.

10) Hobgood C, Harward D, Newton K, et al.: The educational intervention "GRIEV_ING" improves the death notification skills of residents. Acad Emerg Med,12（4）:296–301, 2005.

11) Quill TE, Holloway R: Time-limited trials near the end of life. JAMA, 306（13）:1483-4, 2011.

（岡村知直）

# 2 治療の中止と差し控えについて話し合う

---

## はじめに

---

Chapter4-1では，総論的にケアのゴールを話し合う全体像について解説した。ここでは，特に難しい議論，特に倫理面の検討が必須である，「現在行っている治療の中止・差し控え」について触れたい。

「治療の中止・差し控え」を，実際に医療チームで十分に検討し決定した上で実施したことのある医療者はどれくらいいるだろう。医学教育の中で，治療の始め方や適応については学んだことはあっても，どうやって終了するかを学んだ経験があるだろうか，たぶんないと思う（私はあまり大学に行かなかったが，不在時に実はそんな授業があったのかもしれない）。

そもそも，意図的に「治療を中止」することなど日本で頻繁に行われているだろうか？これは私見だが，極めて日本的な文化として「とりあえずできる限りの侵襲的治療を，表面的には一生懸命やりつつ（責められないように，効かないと思いつつも），治療ができなくなったら仕方ないよね〜誰も悪くない！」という，「みんな納得，みんな一両損」文化が横行していないだろうか？

例えば，70歳の男性が交通外傷，救急隊接触時点からすでに心肺停止状態で搬送されてきたとしよう。どう考えても治療による可逆性はなく，すでに「死亡している」と誰もが思う状況であるとする。その中で一生懸命心臓マッサージをしたり，場合によっては開胸したり，必死にラインを確保する医療者の中で，「いや，これもうどう考えても心拍再開しませんよね，身体を痛めつけるだけですし，医療者の労働というコスト，患者の検査負担というコストを考えたら今すぐ中止が妥当と思いますよ」と真顔で言う医師がいたら，どう思うだろうか？

「そんなんわかっとるわ！でも，そもそもお前のそういう態度は医療者としてどうなんだ！」と，人格否定されることは間違いないだろう。

つまり，これは論理の話ではないのだ（もちろん，助かる人が来た時のために練習するんだ，とか，家族が来た時にちゃんとできることしたのか，トラブルを避けたいとかもあるかもしれないが）。論理というより，「急性期医療という場」の「空気」を醸成する一員として機能しているかどうかが見られているわけである。そして，往々にして論理が空気に勝つことはない。なぜなら，空気は常にその場の人たちにとって「正しい」

ことだからだ。急性期医療には多くのスタッフが関わるため，「空気」も強固になりやすい。

　それは急性期に限った話，だろうか？ 比較的時間があるはずの慢性疾患やがん診療においても同様の光景はよく見られる。

　固形がんに対する化学療法は，一般的にはPerformance Status（PS）3以下の患者には治療中止することも選択肢であるが，しばしば「患者さんがやめたいと言わなかったから…」と，主治医も効くと思っていない化学療法が継続され，患者も「先生がやめたほうがいいと言わなかったから…」となって，ボロボロになるまで治療され，「先生，どう見てもこれ以上化学療法できませんよね～」という状況になってやっと解放される，という光景は珍しくない。「治療をやめましょう」と言える「空気」ではなくなっているのだ。

　緩和ケア医や非専門医はしばしば，「ひどい！ もっと早めに治療できないって言ってあげないからこんなことになる！」と非難する。しかし，ことはそんなに単純ではない。そもそも，治療の中止や差し控えといった「悪い知らせ」は伝えにくいのだ。同様に急性期の文脈でも，治療の中止を提示することは容易ではない（私だってそうです）。

　そのような医療者や患者・家族の行動について，近年は行動経済学による説明がなされることがある。また，このような考え方には文化的な差異も大きいとされている。1ついえることは，「悪い知らせ」を「空気」を振り切って提示することは医療者にとってかなりハードルが高く，それを理解せずに「論理的」な方法論を語っても全く現場でいかせないように感じるのだ。

　以下に具体的な症例を提示するので，読者だったらどのように患者・家族と向き合うかを考えていただきたい。その上で，我々が急性期の場で用いる用語の定義と，倫理的な問題の整理について私なりの考えを述べるが，もちろんこれが正解というつもりは全くない。そもそもそのような話し合いがなされていないこと自体に対する問題提起として読んでいただければ幸いである。

## 急性期・集中治療における治療中断の難しさ

### 1 ┃ 症例編

　急性期にせよ集中治療にせよ，我々はよく，もやもやした感情を抱いてしまうことがある。それこそが倫理的な葛藤である。症例を2つ提示するので，もやもやするかどうか試してほしい。

## 20歳女性，墜落外傷で搬送されICU入室

　既往のない女性。ある日ビルの4階から飛び降りた。目撃あり，遺書あり。救急隊到着時はショックバイタル，JCS III-300。ER到着時心肺停止，開胸心臓マッサージおよび外傷の初期治療にて心拍は再開し，ICUに入室した。重症の頭部外傷を認めており，今日1日もつかどうかもわからない。少なくとも社会復帰はおろか，救命自体が完全に不可能であると医療者は確信している状況である。母親に今から病状説明をしなければならない。まずは医療者間での話し合いを行う。

医師A「もう救命は難しい。家族に話して看取りの方針がいいんじゃないでしょうか」

医師B「いや，若いんだから最後まで奇跡を信じて救命処置するべきでしょ！」

看護師C「でも，そもそも自殺企図だったんですよね？ それをどこまで…」

医師B「助からない可能性は高いけど，救命を目指す行為自体に意味があるんだ。それに，今治療中断，とかいうと後から訴えられるかもしれないぞ。できることはやりました，というのが大事だろう」

看護師C「…（なんだかなぁ）」

医師B「とりあえず，ICUで集中治療をできるところまでやって，もう無理ってなったら心臓マッサージはしない，または30分だけやってやめよう。よし，A先生，そうやって家族と話をしてきてくれないか？」

看護師C「もやもや…（訴えられないことが大事なんだっけ…？）」


　医師Aが患者家族と面談する。

医師A「極めて厳しい状況です。その中で集中治療をするか，あきらめて看取りにするか，いずれかを選んでほしいと考えています」

家族「先生，なんとかして救命してもらえませんか!? 奇跡は起きないでしょうか!?」

医師A「難しいですが，できる範囲のことはやります」

と伝えた直後に急激な血圧低下と心停止となった。30分間の心臓マッサージを行った上で中止し，家族をICUに呼び入れた上で，「残念ながら死亡した」ことを家族に伝えた。家族は泣き崩れた。


看護師Cの思い「もやもや…（助からないとわかってるのに，身体を痛めつける治療を選ぶのって意味あるのかな。しかも，あの状況で心停止となったら明らかに蘇生しないってみんな思っているのに。でも，そもそもこういうこと考えること自体が医療者としてダメなのかな…）」

## 40歳女性，シャルコー・マリー・トゥース病による呼吸不全でER入室

　これまで何回か誤嚥を繰り返していたが，「人工呼吸器は絶対につけたくない，だから挿管もしないでほしい」と意思表示をしていた。ADLの大部分に介助を要し，自宅では母親が介護していた。

　ある日，呼吸不全のため救急要請となった。

医師A「これは重症の肺炎ですね。血液ガスでは二酸化炭素がだいぶ貯留してるし，ちょっと酸素投与だけでは救命できないなぁ」

医師B「うちの内科かかりつけだったよな。急変時はどうなってる？ カルテに記載あるか？」

看護師C「急変時は挿管・心臓マッサージはしないって書いてありますよ！」

医師A「まあ，神経疾患もだいぶ進行してるし，挿管したらおそらく抜管できなくて，気管切開になってしまうよな。本人は意識レベル低下してて意思決定能力ないから，介護しているお母さんに，看取りでいいか聞いてみよう」


母親「（おろおろ…）私は決めきれません，家族を呼びます！」

医師A「お母さん，家族をお待ちしている時間はなくて，今決めないといけません。本人の意思を尊重するなら，このまま挿管しないことも選択肢ですが，たぶん亡くなります」

母親「先生，人工呼吸器つけてください！ 本人は嫌がっていましたが，死なせるわけにはいきません！」

医師A「うーん，確かに若いし，挿管しますかねぇ…おそらく，抜管はできないし，そのまま気管切開になると思いますよ」

看護師C「もやもや…（本人は断固拒否してたし，記録もあるのに，なんでこんなことになったんだろう??）」


　その後，入院して誤嚥性肺炎は落ち着いたが，本人は意思決定能力を提示できるほどは回復できなかった。自発呼吸は認めるものの，主治医の判断では抜管は困難であり，気管切開の話を主治医よりする流れとなった。

母親「先生，やはり人工呼吸器を選んだことを後悔しています。やっぱり抜管してもらえないでしょうか？」

医師B「えー，それはないですよ。抜管したらおそらく亡くなります」

母親「娘はそれを望んでいると思います。たとえ余命が短くなっても構いません」

医師B「それはできません。それに，言ったでしょ。一度挿管したら抜けないかも

しれませんよって！」

母親「…こんなはずじゃなかったんですが，あの時は娘を死なせたくないっていう気持ちで…（涙）」

医師B「それは無理です！ 過去，抜管して死んで，訴えられたケースとかありますから」

母親「私たちは絶対訴えません。むしろ私たちが望んでいるんです」

医師A「お母さん，日本では呼吸状態が悪い人の抜管は認められていないんですよ」

母親「そんな…ごめんね，○○（娘の名前）…」

看護師C「もやもや…(つられてもらい泣きしてしまった。先生は抜管はできないっていうけど，そんな法律あるのかな。前，倫理委員会っていうのがあった気がするんだけど，この症例では使わないのかな？ それにしても，なんで抜管できないの？)」

## 2 「治療の中止」と「治療の差し控え」とは？

　用語が混乱しやすいため，まず「治療の中止」と「治療の差し控え」について解説する。両方とも「治療の中断」としてごっちゃになりやすい言葉である。

　「治療の中止」は英語では「withdraw」と表現し，今まで行っていた治療を明確な意思をもってやめてしまうことを指す。

　「治療の差し控え」は「withhold」と表記し，これから治療を「始めない」ことを意味する。

　わが国においては，どちらかというと「治療の差し控え」より「治療の中止」に強い抵抗を感じるようだ。これは文化的な要因が大きいように感じている。米国帰りの医師や，実際に私が米国へ臨床見学に行った際，「治療の中止」に対する抵抗は日本ほど強くないように感じた。例えば，蘇生の見込みがない患者の人工呼吸器を家族の同意を得た上で外したり，VAD(植込み型補助人工心臓)を中止したり，などが行われた。当然だが，米国でもこれらの問題は慎重に議論されるし，意見が対立することは珍しくない。ただ，議論はあくまでも「患者のためなのか，患者の望んでいた価値観と合致するのか」と「コスト（医療費だけではなく，家族・医療者の時間的・精神的負担）に見合うメリットがあるのか」の2点が論点である。また，「治療の中止」と「治療の差し控え」は本質的には同義であり，大きな差異はないようだ。

　私見だが，日本の急性期医療において，いわゆる可逆性が乏しい患者や，高齢・多臓器疾患の搬送症例などにおいては，医療者が一生懸命「治療の差し控え」をすすめ，「治療の中止」を含めた不確実性の高い展開に持ち込まないようにしているように見える。「治療の中止」のほうが，「治療の差し控え」よりもずっと日本においては大変ということを熟知するがゆえであろう。

これから医療倫理などの話を記していきたい。倫理的感受性を高めた上でその問題に取り組むことで，ある程度問題が整理されてきて，何を考えるべきかが見えてくると思う。しかし，それだけでは日本の医療現場で繰り広げられる，予定調和というか，まるでプロレスのような光景を説明できないように思っている。冒頭で挙げたように，論理を超えたものが，医療の現場には醸成されているのだ。医療の現場に限らないが，このような自分たちを無意識に導いてしまう力学は，ある意味日本人の宗教とも呼べるし，山本七平は「空気」と表現した[1]。「空気」は時代とともに変わり，時間とともに薄れたり濃くなったりの変化はあるが，その構図自体は変わらない（1990年代までは，日本軍による従軍慰安婦の強制連行はなかった」とかはとても言える「空気」はなかったが，2010年代後半は逆に「従軍慰安婦に日本はひどいことをした」と言ったら声の大きい人に叩かれる，そんな「空気」がある。ちなみに私はどっちが真相かはわからない）。

　以下，医療者が知っておくべき治療の中止・差し控えに関する医療倫理の話を解説した上で，我々を突き動かす「原理」について考察し，今後の急性期医療について私見を述べたい。

# 急性期医療における「倫理」について

## 1 医療倫理・臨床倫理とは何か

　症例においては，医療者の一部で「もやもや」が起こった。「もやもや」が起こった人は，医療者としてダメなのか？ それとも優しい心の持ち主なのか？

　いいのか悪いのかは置いておいて，「もやもや」するということは「倫理的感受性」が高いと言い換えてもいい。同じ状況でも全く「もやもや」しない人もいるのだ。ちなみに青柳によると，「倫理的感受性」という抽象的な言語の属性は，看護学の分野では次の5つのカテゴリーに分類され用いられていると解析している[2]。

- ❶倫理的状況に反応して感情が表れる
- ❷対象者中心の医療における自己の役割への責任感
- ❸倫理的問題に気づく能力
- ❹倫理的問題を明確にする能力
- ❺倫理的問題に立ち向かう能力

　特に，❸〜❺の能力が高い場合に倫理的感受性が高い，と評される。しかし，感受性の高さを測るよりも重要なことの1つは，医療現場において医療者の感情が表出されることがあるという現実であろう。そういう時こそ倫理的な問題を孕んでいることが多い。ただし，それを倫理的な問題として言語化して共有できるかどうかは，訓練とセンスの

両方が必要と思われる。倫理的な問題であること，それすらも知らずに1人でもやもやしている人が医療現場に多く存在するように思う。

　では，倫理とは何か。非常にわかりづらい概念ではあるが，倫理，医療倫理，臨床倫理，の3つに分けて端的に説明すると（**図1**），まず倫理とは「人と人とが関わる場でのふさわしい規範」といえる。その中で医療倫理とは「医療従事者と患者，患者の関係者との間を調整するための規範」であり，さらに臨床倫理はその一部で，「ある特定の患者の具体的な臨床場面でよりよい倫理的意思決定を模索すること，さらにそのことによって患者ケアの質を向上させること」である。

　平たくいうと，医療倫理は一般論，臨床倫理は個別の症例，という理解でよいだろう。さて，個別の症例を考える前に，大前提となる医療倫理の4原則（**図2**）[3]は知っておくべきである。我々は患者の支援者として，この原則を意識したふるまいを求められている。特に急性期医療においては，善行と思ったら危害を多大に与えているだけに終わった，ということは珍しくないように思われる。

　4原則を意識した上で，我々は「倫理的妥当性があるか」を個別に検討し，倫理原則のバランシングをする必要がある。例えば，胃がん末期で，出血を繰り返し貧血になる患者がいたとする。しかも特殊な血液型だとして，本人の意思は「輸血を繰り返し少しで

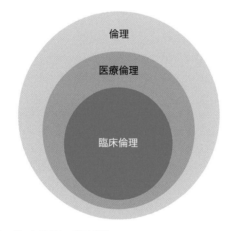

**図1** | 倫理，医療倫理，臨床倫理の関係性

| Respect for Autonomy | Non-maleficence | Beneficence | Justice |
|---|---|---|---|
| 自律性尊重 | 無危害 | 善行 | （配分的）正義 |
| 患者の自律的意思決定を尊重しなければならない | 患者に危害を及ぼしてはならない | 患者の利益のために積極的に行動せねばならない | 人々は平等に医療を受ける権利がある（医療資源の公平な配分） |

**図2** | 医療倫理の4原則
〔Beauchamp TL, Childress JF: Principles of Biomedical Ethics. Oxford University Press, 1979より一部改変〕

も長く生きていたい」だった場合どうするか？（配分的）正義は満たされないが，自律性は尊重されるようにみえる。このように，医療倫理の原則は対立することがしばしばある。対立するということは，両方を同時に完璧に満たすことは不可能，ということでもある。このような時に臨床家としては非常に悩む。もやもやする。

## 2 | 悩んだら，4分割表いってみよう

最初に言っておくと，倫理的な問題は基本的に解決しない。基本的に，というのは，問題が未整理で，誤解に基づく対立だった場合などに解決する場合も時々存在する。しかし，基本的には医療者同士，医療者−患者間の価値観の違い，見解の違いなどに基づくことが多く，医療者が一方的に「解決」したように見せることはあっても，根本的には解決しえない。場合によっては「妥協」や「譲歩」が必要なのが実際である。

なので，基本的に倫理的問題が存在する場合，「〜であるべきだ!!」「あなたは〜したほうがよい」という父権的な態度は慎むべきである。そのような，唯一解のみを求めるスタンスは，治療による可逆性が限りなく高い確率で見込める状況でしか通用しないだろう（若年者の，高い可能性で救命できる交通外傷など）。急性期医療における「救命・高度治療至上主義」は，複雑な問題をさらに複雑にするだけのことが多い（図3）。

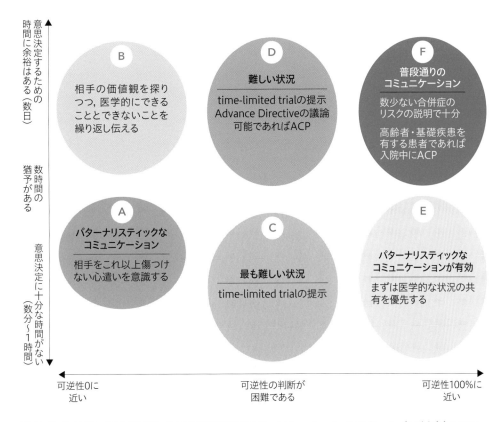

図3│救急外来・集中治療における治療期のコミュニケーションのパターン（岡村案）（再掲）

大前提として，「まずどれくらい時間の猶予があるのか？」は確認しよう。時間があまりにもない状況であれば，その時点で考えうる最悪の事態を避ける（各自で考えてください）マネジメントに特化すべきである。Jonsenの臨床倫理4分割表（**図4**）[4]を用いた議論は，ある程度時間を要する。

　そういった意味で，time-limited trialは**図3**に挙げたA→B，C→Dへと状況を変化させる，という価値を創出できる可能性があり，時間を稼ぐのに効果的だ。患者だけではなく我々医療者の意思決定にも，できることなら時間がほしいのが本音である。

　時間に猶予があるのであれば，特に治療の中止に関しては，4分割表による議論を多職種で是非行ってほしい。その目的はいくつかあるが，最大の目的は「何が問題なのかを整理する」ことである。

　急性期で重症の患者の場合，医療者も冷静さを失っている場合が多い。冒頭の症例も，「訴えられないかどうか」「家族に怒られないかどうか」「医学的に妥当な医療をしているのかどうか」など論点が飛び飛びになった上，どうしても現場での権限をもつ医師のみの議論に終始しがちである。本当に時間がない場合はそうなることもやむをえないと

## Medical Indication
医学的適応（恩恵・無害の原則 Beneficience/Non-maleficience）

チェックポイント
1. 診断と予後
2. 治療目標の確認
3. 医学の効用とリスク
4. 無益性（futility）

## Patient Preferences
患者の意向
（自己決定の原則 Autonomy）

チェックポイント
1. 患者の判断能力
2. インフォームド・コンセント
　（コミュニケーションと信頼関係）
3. 治療の拒否
4. 事前の意思表示（living will）
5. 代理決定（代行判断・最善利益）

## QOL
いのちの輝き・いのちの質
（幸福追求 Well-being）

チェックポイント
1. QOLの定義と評価
　（身体・心理・社会・スピリチュアル）
2. 誰がどのように決定するか
　偏見の危険，何が患者にとって最善か
3. QOLに影響を及ぼす因子

## Contextual Features
周囲の状況
（公平と効用の原則 Utility/Justice）

チェックポイント
1. 家族や利害関係者
2. 守秘義務
3. 経済的側面，公共の利益
4. 施設の方針，診療形態，研究教育
5. 法律，慣習，宗教
6. その他

**図4｜Jonsenの臨床倫理4分割法**
〔白浜雅司：臨床倫理とは何か．緩和医療学，3（1）：3-12，2001より一部改変〕

私は感じるが，時間がある場合も同様な事態に陥っていないだろうか。

「緩和の医者は時間があるからそんなこと言えるんだ，時間がない俺たちにはできない！」と言われたこともある。しかし，本当に時間があればできるのだろうか。時間がある時にしっかり習練し，時間がない緊迫した場面でも冷静に対応できるようになることを強くおすすめする。

4分割表を埋める時は，まず医学的適応について，医師は冷静に議論しなくてはならない。ここで行われる議論はあくまで論理的に，「解釈」や「願望」ではなく，「現実」を見据えた医学的な客観的事実に基づく予後予測や可逆性の評価，そして不確実性それ自体を議論すべきであり，なるべく医師1人で考えるべきではない。極力バイアスを省くべく，ファシリテーター役がいることが望ましい。

医学的適応の後，時計回りに患者の意向→周囲の状況→QOLと議論を進めることが望ましい。当然だが，医師は医学的適応以外，決して得意な人種ではない。おとなしく他職種の意見をもとに埋めていき，でき上がった表を俯瞰して見ていこう。もし他職種があまり話さなかったとすれば，それはあまりにも急性期で情報収集されていなかったか，医師が普段から話しすぎるため，自分たちの意見を言うことに脅威を感じているかのいずれかである（ほとんど後者だ）。

医師が医学的適応を考慮する際，普段聞きなれない「無益性」という言葉と向き合う必要がある。この無益性の判断こそが，急性期・集中治療における倫理の議論の中で重要な位置づけとなる。

## 3 無益性を判断する

無益性は，以下の4つに分類される[5,6]。

### ❶生理学的無益さ

介入が生理学的に「求めている結果」を達成することが困難と予測される場合，治療が「治す」という目標を達成できる可能性が極めて低い，またはゼロである。

例）脳の2/3に及ぶ脳腫瘍を摘出する

1時間以上CPRを続けているが蘇生しない

### ❷死が切迫しているという無益さ

治療を行った場合，生理学的に一時的に改善されるかもしれないが，患者の全身状態を見るとすでに死が避けられない状態である。

例）悪液質が進行しており，予後が日の単位のがん患者に手術をする

### ❸最終的に無益になる状況

介入すれば一時的に全身状態が改善するかもしれないが，本人は周囲の状況がわからないような状況となり，「植物人間」のようになってしまう，そのことを本人も望んでいなかったような場合。この無益性は判断が難しく，あくまで結果論のこともあ

り，time-limited trialの適応になることもある。

❹ 生活の質の面での無益さ

　治療を行ったとしても，本人が望んでいた（望んでいたと思われる）ような身体機能までは改善せず，「生きていてもしょうがない」と感じるような状況になってしまう場合。本人の意思の確認，および推定意思に関して慎重な議論が必要である。

　以上，倫理についての原則について述べてきた。次は実践について，前述の例をもとに考えてみたい。

## 4 ｜ 医療チームの方針を決定する

倫理的な問題を孕んだ症例に関しては，以下の3つのプロセスがある。

❶ 倫理的な問題の整理を行う

　　↓

❷ 医療チームの方針を決定する

　　↓

❸ 患者・家族と対話を行い，合意形成を目指す

❶，❷について，これまで述べてきたことのおさらいとして症例を検討してみる。

---

**症例 1　20歳女性，墜落外傷で搬送されICU入室**

　既往のない女性。ある日ビルの4階から飛び降りた。目撃あり，遺書あり。

　救急隊到着時はショックバイタル，JCSⅢ-300。ER到着時心肺停止，開胸心臓マッサージおよび外傷の初期治療にて心拍は再開し，ICUに入室した。重症の頭部外傷を認めており，今日1日もつかどうかもわからない。少なくとも社会復帰はおろか，救命自体が完全に不可能であると医療者は確信している状況である。母親に今から病状説明をしなければならない。まずは医療者間での話し合いを行う。

---

　まず，状況は**図3**（→p.111）でいうとAの状況である。ほとんど時間なく，残念ながら4分割表の医学的適応以外あまり深い議論をする余裕はない。ただ注意すべきは，患者の意向として「死にたがっていた」として，治療を中断することは危険である。まず，自殺かどうか確定しているわけではないし，そうだとしても重症のうつ病などの精神疾患から，一過性に正常な判断能力を欠いた状況だったのかもしれない（自殺企図から立ち直って普通に生活している人はたくさんいるのだし，そんな芸術家や音楽家は枚挙にいとまがない）。

医学的には，予後は数時間以内であり，これ以上の治療を行ったとしても，生理学的に無益性がある，と医師は判断している状況である（この症例はそういうことにしてください）。この状況で心肺停止に至ったとして，CPRを行うべきであろうか？

　日本では受け入れがたいかもしれないが，世界的には「可逆性がないと思っているのに，家族へのパフォーマンスとして心肺蘇生を行う」ことは不誠実，とされているようだ。このようなCPRを「slow code」あるいは「show code」と呼ぶらしい。

　若年者であり，とてもつらい選択だが，この症例に関して医療チームは，「重症外傷であり急性期の治療を行ってみたものの，残念ながら治療は生理学的に無益な状況であり，これ以上の治療は生命予後を延長しないどころか，傷つけるだけと判断し，これ以上の治療は差し控える方針とする。心肺停止時は蘇生行為は生理学的に無益であり，行わない」と方針を固めた[注]。

注）2017年，重症外傷の緩和ケアに関して上記のようなやり取りができるようまとめられた『重症外傷の緩和ケアのガイドライン』[7]が米国外科学会より出されており，救急医療に携わる医師は必読と考える。

**症例 2** | 40歳女性，シャルコー・マリー・トゥース病による呼吸不全でER入室

> これまで何回か誤嚥を繰り返していたが，「人工呼吸器は絶対につけたくない，だから挿管もしないでほしい」と意思表示をしていた。ADLの大部分に介助を要し，自宅では母親が介護していた。
>
> ある日，呼吸不全のため救急要請となった。

　この症例は生命の可逆性という意味では十分あるが，人工呼吸器を離脱できるか？という可逆性であれば**図3**（→p.111）の○Cの状況であり，非常に悩ましい。できればこのような状況にならないよう，事前に打ち合わせなどが十分できていれば…とどうしても思ってしまう。もちろん，十分していても急な変化で判断がひっくり返ることは常にある。ただ，同じようにひっくり返ったとしても，十分な話し合いをしていなかった時のほうが医療者・家族の後悔は深い。

　まず医学的適応を考えてみると，診断は肺炎であり，人工呼吸器を用いなければ数時間以内に死亡する可能性が十分に考えられる。もちろん，生存する可能性もゼロではない。治療目標はそもそも語り合われていない。無益性の分類（→p.113）．❸または❹の無益さが予想される。本人は明確に人工呼吸器を望んでいないようであった。しかし，「なぜ急変時の人工呼吸器を望まないのか？」という本質的な点には誰も触れていなかった。ここが実はとても重要であり，多くの慢性疾患をフォローする医療者・家族間でしばしば起こる問題である。Chapter4-1で述べたような，十分なACPが行われていなかっ

たために生じる問題といえる。

　救急医はよくこういう状況に巻き込まれる。それは運命といってもいいので，そこに文句をいうようであればそもそも救急医に向いていないのではないかと思う（もしくは外傷専門医だろうか）。このような不確実性が高く，無益性が予測される状況では，医師による可逆性の見積もりを行い，率直に家族に告げるのがよいと思われる。

　救急外来における医療者の方針は，「急性の肺炎であり，人工呼吸器による集中治療で肺炎自体は改善し，身体機能もある程度改善する可能性はある。しかし，結果として抜管困難となり本人が期待している身体機能にまでは改善せず，無益性が高い状況に至る可能性も高い。どちらかというと後者のほうが可能性が高いと思われ，状況を鑑みると医療チームとしては人工呼吸器による集中治療ではなく，現在の酸素投与および抗菌薬投与による標準的な内科急性期治療を行い，経過を診ることをおすすめする。その結果，死亡する可能性ももちろんある」。

　ラポールもなく，本人の「なぜ人工呼吸器をつなげたくないのか」という意図が不明な中で，精一杯できる話としてはこれくらいだろうか。

## 症例 2 40歳女性，シャルコー・マリー・トゥース病による呼吸不全でER入室

> その後，入院して誤嚥性肺炎は落ち着いたが，本人は意思決定能力を提示できるほどは回復できなかった。自発呼吸は認めるものの，主治医の判断では抜管は困難であり，延命を目指すのであれば気管切開による管理が望ましいと考えられた。

　この状況は比較的時間の余裕があり，4分割表をもとに考えることができそうである。

　医学的適応としては，慢性呼吸不全であり，人工呼吸器を外すことですぐに死亡する確率は不明だが，医療者としては50%以上の可能性と見積もっている。人工呼吸器を装着したままであれば，トラブルがなければ数年の予後が見込めるかもしれない。しかし，無益性の分類（→p.113）「❸最終的に無益になる状況」または「❹生活の質の面での無益さ」は確実である。

　患者の意向はどうだろうか？　現在，意思決定能力はない。よって治療の諾否も不明だが，事前の意思表示は明確であった。それに反する医療行為を継続していることが実情である。代理意思決定者も現在は医療行為継続を望んでいない。また，本人はなぜ人工呼吸器を望んでいなかったかを家族に確認したところ，「父親も同じ病気で長い間人工呼吸器につながれていたのを見て，『私は同じ状況にはなりたくない。いずれなるだろうけど，その前に人工呼吸器をつけずに死なせてほしい』と言っていた」という背景があったことがわかった。

周囲の状況についてだが，経済的な問題などは有していない。ただ，日本においては，このような状況で法的に大丈夫か，という議論が必ず起こる。詳細はChapter3を参照していただきたい。訴えられるのではないか…と漠然とおびえている医療者も多いが，そもそも民事の話か，刑事の話かくらいは明らかにして議論はしておきたい。

　集中治療チームでは「治療による呼吸状態の可逆性を見積り集中治療をしばらく行ったが，経過の中で残念ながら十分な回復をすることは難しい。これ以上の治療は本人の意思に反する上に無益性が高く，代理意思決定者も治療の中止に同意しているため，十分な症状緩和をした上で抜管を行い，呼吸状態が悪化する場合はそのままお看取り，そうでなければ侵襲の少ない範囲での内科治療を継続する」という結論に至った。

　2つの症例を通じて臨床倫理について考えてみた。しかし，この通りにやれば簡単だ，というわけでは全くない。読者の中にも，臨床倫理の4分割表を用いて議論した経験がある人がたくさんいるだろう。

　では，何が実際の現場では難しいのか。今までのやり取りをするだけでかなりの心理的負担やもやもやは晴れると思うが（絶対にゼロにはならないし，ゼロになることを目指すわけではない），実際にそれについて患者・家族と対話することにはまた別の難しさがある。Chpater4-1でケアのゴールについて話し合う，という総論的なことはまとめたが，最後に，このような「悪い知らせ」を医療者がなぜ伝えにくいのかを考察したい。

## なぜ治療の中止・差し控えを言い出せないのか?

### 1 ｜ I hate bad news.

　今までいろいろ書いてきたが，私自身「治療の中止」「治療の差し控え」を伝えることがどれだけ「私にとって」つらいことかは理解しているつもりだ。

　そう，我々は「悪い知らせ」を伝えることが本当に嫌いだ。「悪い知らせ」を取り巻く状況は込み入っており（**図5**）[8]，これをメタ認知しない限り前に進めないとすら考えている。医療者の苦悩を前提にせず，「倫理的問題に立ち向かう」フローチャートを作ることに関してはやはり違和感を感じる。もちろん，こんなことをいうと「患者はもっとつらいんだ！」とか，あまり直接関係のないことをいう人が出てきてうんざりするのも知っている。

　治療の中止にせよ，差し控えにせよ，前提として患者・家族に対する「悪い情報」が共有されていなければならない。あるいは，治療の中止・差し控えの提示自体が「悪い知らせ」といってもいいだろう。

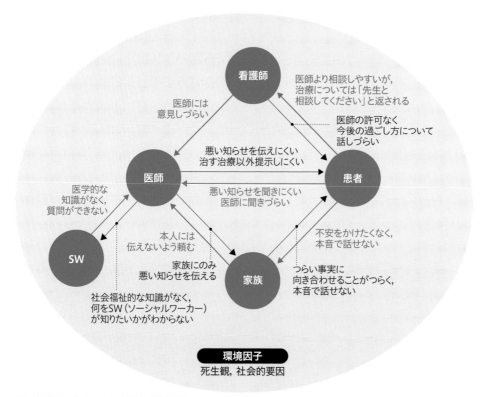

**図5│「悪い知らせ」を取り巻く状況**
〔岡村知直：終末期医療はなぜ難しいのか？ Gノート 増刊，5（6）：20，2018より一部改変〕

　本稿では，「悪い知らせ」の定義としてBuckmanが述べたように「患者の将来への見通しを根底から否定的に変えてしまうもの」[9]とする。医療者要因，患者要因，社会的要因の3つに分けて考えたい。

## 2│医療者要因

医療者が悪い知らせを患者に伝えにくい原因として，次の9つが指摘されている[10]。

❶患者に苦痛をもたらすことへの恐れ

❷悪い知らせを聞いた患者への共感による心理的苦痛

❸非難されるのではないかとの恐れ

　• 悪い知らせを伝えた人への非難

　• 治療が失敗したのではないかとの恐れ

　• 医療訴訟への恐れ

❹教えられていないこと（治らない患者とのコミュニケーション，予後予測などの老年内科知識）に対する恐れ

❺患者を感情的に反応させるのではないかとの恐れ

❻「わかりません」ということの恐れ

❼感情を表現することに対する恐れ

❽自分自身の病気や死への恐れ

❾臨床現場での階級に対する恐れ（上級医の方針に逆らえない，など）

これらの要因には医療者なら同意するのではないだろうか。しかし，すべてを克服することは不可能でも，大部分は習練によりある程度自分自身の「恐れ」という感情をコントロールすることができる。私は緩和ケアの専門性の1つはそこにあると考えている。

皮肉なことに，コミュニケーションに習熟した多くの緩和ケア医が「病状を受け入れ，波乱が比較的少ない」状況の患者のみを診察している。また，一番混乱して，病状も不安定で，感情も不安定な，最もコミュニケーションスキルを要する臨床状況において，全くコミュニケーションの研修を受けたことのない医師が対応している，これもとても皮肉な状況と思う。私自身，緩和ケア病棟よりずっと救急外来・集中治療の現場のほうがコミュニケーションスキルを要すると感じている（救急医の皆さん，お疲れ様です）。

人間は，「恐れ」という感情によって柔軟な考えや多様性を認められず，思考を硬直化させてしまう。過度に防御的なコミュニケーションは，患者と価値を創造する対話には至らないだろう。自己保身のみを考えてしまうからだ。「恐れるな」とは全く思わない。「恐れている」ことを認知して対話をすべきであり，それは一部の天才を除き，コミュニケーションの意識的なトレーニングによって身につくものと考えている。

また，2つ目の症例のように，「もしもの時」について十分な議論ができない理由は何だろうか？　前記の理由に加え，医師−患者の強固な，閉鎖的な関係性も関与していると考える。

慢性期診療において主治医−患者が強固な関係性をもてばもつほど—そしてそれは一般的には称賛されるものではあるが—「なれ合い」となり，確信をついた悪い知らせをしにくい「空気」が醸成されていくのだ。

関わる職種を増やし，多様性が高まった環境をつくり，閉鎖的でない臨床の現場になること，医師ワントップの日本的医療から脱却することで，この問題が改善していかないものか，私自身もいつも悩んでいる問題である。

## ┃3┃患者要因

患者側の要因は疾患にもよるが，そもそも，人間は知りたくないものに関してはなかなか伝わりにくいという心理的な背景もある。治癒が不可能な化学療法中のがん患者の70〜80%は治癒が不可能であることを理解していないという報告もあるくらいだ[11]。

また，一般市民の医療，健康問題に対するリテラシーの問題もある。病気＝悪，治すべきもの，という価値観が強固に根付いており，「病院に行けば様々な問題がすべて解決すると思っていた」と言われることは珍しくない。医療依存度は高くないにもかかわらず，病院依存度が高い患者は多い。もちろん，患者側だけの責任では全くなく，医療者と患者の共依存関係になっていることが大半である。

　フランスの芸術家マルセル・デュシャンの墓には，私がとても好きな言葉が彫ってある。

「死ぬのはいつも他人ばかり」

　もちろん，ただの皮肉と受け取る人が多いかもしれない。ただ，これはとても本質的な言葉であり，永遠の真理ではないだろうか。

　急性期医療の現場，特に一定の頻度で出現する，どうしても助からない患者や，終末期医療の現場において，「ある患者の死」を，病院と患者家族の共犯行為で，お互いの合意形成や不安解消のプロセスに落とし込んでいないか，心当たりはないだろうか？

　「ない」と思った医療者は危険である。

　冒頭に挙げた「誰も意味がないと思っている心臓マッサージ」や，「医療者は誰も効くと思っていない化学療法の継続」は，ただ患者や患者家族との対立を避け，「本人にとっての死」という議論を避けた欺瞞行為かもしれない。

　そのような行動を「急性期医療の現場」という，「空気」のせいにして誰も責任を取りたがらないのが，わが国における医療の実態というのが私の意見である。「空気」には実態がない。また，気がつけば雲散霧消している。「空気」には責任の取りようがない。

　医療の現場は，当然「死」を扱う，ようにみんな考えている。

「死」は医学では解明できない。

「死」を経験した人は原則この世の中に生存していない。

　だから誰も「死」のことはわからない。

「死」を前に人は立ち尽くすしかない。しかもそれは自分の死ではなく，他人の死なのだ。

　立ち尽くした後に取る行動は人それぞれだ。了解できないことに遭遇したら，了解できるものに落とし込んで感情を発露させることが一般的だ。

「死」は理不尽である。そしてなぜか恐ろしい。なぜ恐ろしいかもよくわからない。死んだことは誰もないのだから。

「死」のことは誰もわからないので，「死」は理論上言語化できない。なぜなら，言語化できるということは理解できたということだからだ。言語化できる人がいるとすれば，死んだことがある人だけである。

　なので，「死」または「死直前の出来事」にまつわるイベントを，すべて論理的に構築することはできない。しかし，「できない」と認めることは「できない」。よってみんな責任を回避したくなる。そもそも何の責任なのかもわからないままに。

　こういう時に「空気」は非常に便利だ。

　そして，「本人にとっての死」はいつの間にかおざなりになる。「死人に口なし」である。

　そもそも，日本の病院では，人が死ぬというプロセスを「みんなが比較的納得できる

ように管理してほしい」というニーズへの対応を求められているように感じる。もしかしたら，昔だったら寺院が担当していた役割を担っているのかもしれない。

## 最後に――我々はどうふるまうべきか？

まずは，「死」や「悪い知らせ」を前にすると，医療者も患者も冷静でいられなくなることを理解しておこう。そして，追い詰められて時間がない中では，さらにその傾向が高まることを自分で認知しておこう。これを理解するだけでだいぶ楽になるように思う。

不確実性の高い状況であれば，完璧な決断などできるわけがない。時間が経って振り返ってみないとわからないことなど日常茶飯事だ。急性期医療なのだから。

その中で，議論自体のスキルをチームとして向上させること，そして議論自体の時間をもつための時間稼ぎができないかを考えること，それが急性期・集中治療のチーム医療に求められる能力だと考える。

最後に。不確実性の高い状況でよかれと思ってやったことが，たとえよい結果にならなかったとしても，決してお互いを責めることがあってはならない。ただ，振り返りは必要である。

結局は，医療者のwell-beingを保つこと，それ自体が医療チームの方針決定のための議論レベルを向上させるのではないか。

緩和ケア医の一意見である。参考になれば幸いである。

文献

1) 山本七平：「空気」の研究. 文藝春秋，1983.

2) 青柳優子：医療従事者の倫理的感受性の概念分析. 日本看護科学会誌，36（1）：27-33，2016.

3) Beauchamp TL, Childress JF: Principles of Biomedical Ethics. Oxford University Press, 1979.

4) 白浜雅司：臨床倫理とは何か，緩和医療学，3（1）：3-12, 2001.

5) Jones JW, McCullough LB: Extending life or prolonging death: when is enough actually too much? J Vasc Surg, 60（2）:521-2, 2014.

6) 小杉俊介：治療中断をいつ決めるか? ―病院総合内科医編. 第3回救急×緩和ケアセミナー. 2018.

7) The American College of Surgeons: ACS TQIP Palliative Care Best Practices Guidelines. 2017. https://www.facs.org/-/media/files/quality-programs/trauma/tqip/palliative_guidelines.ashx（アクセス日：2020年9月28日）

8) 岡村知直：終末期医療はなぜ難しいのか? Gノート増刊, 5（6）: 20, 2018.

9) Buckman R: Breaking bad news: why is it still so difficult? Br Med J（Clin Res Ed）, 288（6430）:1597–9, 1984.

10) Buckman R（著），恒藤 暁（監訳）：真実を伝える―コミュニケーション技術と精神的援助の指針. 診断と治療社, 2000.

11) Weeks JC, Catalano PJ, Cronin A,et al.: Patients' expectations about effects of chemotherapy for advanced cancer. N Engl J Med, 367（17）:1616-25, 2012.

（岡村知直）

# スタッフのケア
## ——バーンアウトを防ぐために

　急性かつ重症疾患における病状の変化に柔軟かつ迅速に対応することが求められる救急・集中治療領域では，医学的なマネジメント自体を間違いなく行うことのみでも医療者の負担は大きい。さらに，全く予期していなかった状況への対応や，難しい病態を受け入れられない患者や家族へのサポートも求められるなど，心理面・感情面のストレスも多大である。

　最も高度で濃厚な治療をもってしても病状が回復不能となるケースも日常的に発生する。このような場合には，患者と家族に悪い知らせを伝える必要があるが，同時に患者と家族の精神的な苦痛をサポートしつつ，彼らの思いを受け止めながら寄り添うという極めて難しい役割が求められる。

　すべての医療分野の中でもとりわけ救急・集中治療領域では，医療スタッフがバーンアウト（燃え尽き症候群）のリスクにさらされている[1-3]。スタッフが心身ともに健全な状態を持続できる医療現場をつくるためには，スタッフ自身が互いをケアし合う文化づくりが重要であることはいうまでもない。ここでは，当院における集中治療室（以下，ICU）の看護部と緩和ケア室チャプレン[注]の日頃の取り組みを紹介する。

---

注）非宗教立の急性期民間病院である亀田総合病院では，チャプレンは宗教色を前面に出すことはなく，緩和ケアチームの一員としてチーム医療の一端を担うとともに，個別に患者や家族およびスタッフのケアにあたっている。

## ┃参加者と共に自分の思いを紐解く事例検討会——ICUでの取り組み

　バーンアウトは燃え尽き症候群とも呼ばれる。ICU看護師は，ICUの特殊な環境から常に緊張を強いられ，さらに過酷な状況に直面することが多いため，他の病棟よりもバーンアウトのスコアが高いとされている。また，バーンアウトは看護師の離職につながり，これは組織だけの問題ではなく，慢性的な看護師不足に悩む医療界全体の問題といえる。

　臨床現場で悩んでいる看護師の多くは，問題を解決するための助言ではなく，傾聴的態度で同意・共感，理解してくれる同僚や相談者を求めている。しかし，このような看護職者に対しての専門家による心理的サポートは，まだ少ないのが現状である。そこで，職場内での相談支援の充実とバーンアウトの予防を目指し，当院ICUでは，精神看護学のエキスパートである大学講師を招き，事例検討会を行っている。取り上げる事例は，事例検討会の前にICU看護師の中で，「何か心に引っかかる・しっくりこない感じの体

験」をした人から募っている。事例の抽出は，日々の臨床現場で，心がもやもやしている，ストレスを感じている，達成感や充実感が得られていないなどの感情を示すサインをちょっとした看護師同士の会話からキャッチし，バーンアウト予備軍を見つけ出すことから始まる。上司や先輩看護師がスタッフの気になる言動を見つけた場合に，事例提供を依頼することもある。

　事例提供者は，事例を提供した時点では自分の感情に気がついていないことが多い。しかし，次第に自分が感じている違和感を糸口にして思いを語り，自分の感情を見つめ，参加者と一緒にその時の感情を紐解いていくことができるようになる。それは，参加者が事例提供者の思いに同意し，共感し，自分の感じた思いを語るからかもしれない。

　この事例検討会では，事前に事例を提出することはない。この検討会のねらいは，よく事例検討会で行われる「どうしたらよかったか」などの問題解決ではなく，事例提供者がある場面で感じた心に引っかかっている思いを浮き上がらせ，「その思いはどのような感情であり，どうしてそのように感じたのか」をその場で大学講師のファシリテーターと共に参加者も一緒に理解していくことだからである。時には，事例提供者がその時の感情を表出し，涙を流す場面もある。参加者も一緒に感情を共有し，涙を流す時もある。しかし，事例検討会終了後には，「同じ思いでいる同僚がいることがわかって安心しました」「すっきりしました」「自分が引っかかっていたことがわかりました」という言葉が聞かれ，事例提供者も参加者も笑顔になり，その後も会話が自然と続いていく。

　この事例検討は，すべての参加者が自分自身を見つめ直す内省の機会となっているように思われる。このような機会があることで，自分の感情と向き合うことができ，それが次の看護へのエネルギーとなるのかもしれない。

## 精神面のセーフティーネット構築・維持を意識した関わり ——チャプレンによる取り組み

「お父さんが亡くなって，妹は今挿管していて意識はないんです。お母さんは憔悴しきっちゃっていて…。お姉ちゃんだけが病棟内を元気にはしゃいで走り回っているんだけど，その子の姿を見ていたら何ともいえない気持ちになって…こんな時にああして元気でいるっておかしいわけではないんですか？…どんなふうに声をかけたらいいのかなって考えちゃって」。チャプレンが傍に近づき「どう？」と声をかけると，自然とスタッフから気がかりな思いが次々にこぼれ出る。

　当院では，急性の精神的サポート対応とは別に，週に一度チャプレンが救急・集中治療領域を含む院内の大半の病棟をラウンドする日を設けている。このラウンドでは「患者や家族，およびスタッフ間での関わり」など，病棟スタッフが日常的に気がかりにしている話題をきっかけに，スタッフ自身の精神面のケアに主眼を置いている。精神面のケアというと仰々しくなるので，「チャプレンと話をすることが，スタッフにとって心のバランスをよりよく保つための機会になっている」と述べるほうがイメージしやすい

かもしれない。チャプレンは，病棟にいる医師や看護師をはじめ，管理職としての病棟看護師長やリーダー，また多職種スタッフに状況が許す限り声をかけ，彼／彼女らの思いや気がかりを共有する。表面上，時に助言を与えたりという行為はあるものの，基本的態度としては，「評価的な価値判断から離れて」スタッフに接している。何を語ろうとも非難されたり評価されたりする恐れのないチャプレンとの関わりは，様々なストレスや葛藤を抱えたスタッフにとって内省の機会となる。押し殺していた自分の思いや気持ちを確認したり，何が自分にとって大切なのかの優先順位を付けることができるようになったり，さらには，すっきりと解決しようのない状況において心の置き所を見出す力を得る機会となる。もっと単純に，疲れている自分を認め，そんな自分を労ることにもつながっていく。

　慢性的にストレスを感じ，知らず知らずのうちにストレスを蓄積し疲弊する可能性が高い救急・集中治療領域のスタッフは，可能な限り適宜ストレスに対処していく必要があるだろう。そのために個々人が自分に適したコーピングスタイルを身につけることが望まれ，おそらくそれはどの医療機関でも推奨されていると思われる。一方，個々人の意識的な対処法や対処能力に頼るだけでなく，彼らの対処が有効に機能する環境を整えること，つまり，個々人のストレスコーピングをサポートする精神面のセーフティーネットを構築していくことも望まれるのではないだろうか。
　その一例としてのチャプレンラウンドは，精神面のセーフティーネットの構築およびその維持に寄与するものである。チャプレンという職種にかかわらず，院内や施設内に「評価的な価値判断から離れて」スタッフに関わる立場の人が同様の役割を担えるならば，病棟において安心感を与える存在となり，ひいてはその存在がスタッフのバーンアウト予防につながることが期待できる。

## つらさを支え合い，ケアし合う職場環境づくりのために

　ここまで当院における取り組みを一例として述べたが，スタッフへのケアの実践は，各施設の現場スタッフの働き方にマッチした形で行われることが望ましい。施設ごとに心理的ケアを担うスタッフのマンパワーは異なるため，サポートの方法は様々な形態があってよい。
　救急・集中治療領域における患者と家族へのケアの質を充実させるためには，医療者である私たち自身が互いに自らのつらさを支え合い，ケアし合う職場環境づくりが欠かせない。そのためには各病院の管理部門がリーダーシップを発揮し，職員のケア向上を促すような取り組みをサポートすることが大切である。

参考文献

1) Pereira MS, Teixeira CM, Carvalho AS, et al.: Compared to palliative care, working in intensive care more than doubles the chances of burnout: results from a nationwide comparative study. PLoS One, 11(9): e0162340, 2016.

2) Moss M, Good VS, Gozal D, et al.: An official critical care societies collaborative statement-burnout syndrome in critical care health-care professionals: a call for cction. Chest, 150(1): 17-26, 2016.

3) See KC, Zhao MY, Nakataki E, et al.: Professional burnout among physicians and nurses in Asian intensive care units: a multinational survey. Intensive Care Med, 44(12): 2079-90, 2018.

（飯塚裕美，瀬良信勝，関根龍一）

Chapter | 5

苦痛症状に対するケア

# 緒言

　症状を和らげることは，緩和ケアの診療において最初に取り組むべき重要な事柄である。特に救急医療の現場においては，新規に発症した強い症状や，もともとあった症状が何らかの理由で増悪した状況での急な受診に対応することが必要となる。そのため，一般的な緩和ケアの診療よりも，より緊急に症状を和らげることが求められる。また，救急医療の現場では，患者の情報が十分でない状況で対応しなければならない。症状の原因となっている病気のこれまでの経過や，患者の生活環境，ソーシャルサポート，患者と家族の意向といった情報が不十分なままに，つらい症状に対応するという難しさがある。

　実際に救急・集中治療領域で問題となる症状は，どういったものがあるのだろうか。終末期に高頻度で見られる症状として，**図1**のようなものが挙げられる[1]。死が近づいているICU入院患者においては，痛み，呼吸困難，不安，せん妄，そして死前喘鳴が問題となることが多い[2]。一方，救急外来に目を向けると，米国では緩和ケアサービスを受けている患者が救急外来を受診する理由で最も多いと報告されているのは，がん疼痛であった。他に，嘔吐などの消化器症状，呼吸困難，意識障害とあわせて，痙攣や出血といった症状を主訴に受診することが知られている[3]。このChapterでは，比較的疾患の進行した患者において，救急外来を受診する頻度の高い症状に対する具体的な対応方法について述べる。あわせて，昨今，重要性が高まっている非がん疾患の身体症状の緩和について，救急外来で対応が求められる事項についても述べる。

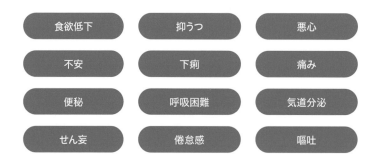

**図1 | 終末期に高頻度でみられる症状**
〔McEwan A,Silverberg JZ: Palliative care in the emergency department.Emerg Med Clin North Am,34）3）:667-85,2016より引用〕

# 痛み

## 1　普段と異なる痛みを訴えて救急外来を受診したがん患者

　進行膵臓がんと診断されている67歳の男性が，背部から右側腹部にかけての痛みを主訴に受診した。痛みが強いため普段用いているオピオイドをレスキューとして内服するが効果が乏しく，普段の持続するような痛みと異なり，ピリピリとするような痛みと話す。軽度の慢性腎不全があるため，NSAIDsは用いられていない。

　救急外来で対応した医師は，この患者が普段経験している痛みに変化がある点に注目し，丁寧な問診と診察を行った。痛みの部位にわずかながら紅暈を伴う集簇した小水疱を認め，帯状疱疹と診断した。腎機能に合わせて，投与量を調整したバラシクロビルを投与した。

　終末期患者の約50%が何らかの原因の痛みを経験する[4]。また，がん患者の70%が罹患期間中にがん疼痛を自覚するとされる[5]。がんのような原疾患に関連した情報を把握することは，がん疼痛に限らず重要である。ただし，「症状の悪化が常に原疾患や既知の病変に関連したものとは限らない」ということには留意すべきである。この症例のように，がん疼痛に対して日常的にオピオイドを使用している患者が，普段とは異なる部位に痛みを自覚している際は，脊髄圧迫や病的骨折，消化管穿孔による腹膜炎などのがんに関連した新規病変や，がんに関連しない原因について疑う必要がある。その上でその患者の使用している薬物などを把握し，適切な鎮痛方法を決定する。

## 2　鎮痛薬の調整を要するがん患者

　49歳の女性が，処方された鎮痛薬で痛みが改善しないと家族に連れられて夜間に救急外来を受診した。4年前に乳がんと診断され手術とホルモン療法を実施されたが，6か月前に脊椎への転移を指摘され，骨転移が原因と考えられる背部の痛みに対してセレコキシブ200mg/日，オキシコドン30mg/日を処方されていた。1か月前から徐々に背部痛が増悪していたが，レスキューとして処方されていた1回5mgのオキシコドン速放性製剤の内服で対応していた。しかし，夜間の痛みによって眠れないため，次回の外来まで待てないと判断して来院したと話す。

救急医は問診と診察により，新規の病態が出現した可能性は低く，既知の骨転移に矛盾しない症状であると判断した。オキシコドンのレスキューで痛みはNRS（Numerical Rating Scale）で8から5程度には和らぐことからレスキュー量の増量が必要と判断し，救急外来でオキシコドン10mgを追加で内服してもらった。痛みはNRSで2程度まで改善し，自宅で療養可能な程度となった。嘔気や眠気などの副作用はみられなかった。今後のオピオイドの投与量を調整するために，外来の受診を早められるよう2日後に外来予約を調整し，主治医への情報提供を準備した。患者には次回の受診までは，レスキューは1回10mgを内服し，何か変わったことがあれば電話で連絡するよう指導した。

## 表1｜救急外来で使用が想定されるオピオイド鎮痛薬

| 一般名 | | | |
|---|---|---|---|
| 商品名 | 剤形・規格・濃度 | 投与経路 | 特徴 |
| **モルヒネ塩酸塩** | | | |
| モルヒネ塩酸塩 | 末・錠：10mg | 経口 | 定期投与またはレスキュー薬として使用する |
| オプソ® | 内服液：<br>5mg/2.5mL/包<br>10mg/5mL/包 | 4時間ごと内服<br>（定期投与），<br>1時間あけて内服<br>（レスキュー） | モルヒネ経口投与開始時の用量調節および容量調節後の疼痛治療に使用でき，また，オピオイド徐放性製剤投与中のレスキュー薬として使用する |
| アンペック® | 坐剤：<br>10mg・20mg・30mg | 直腸内 | 吸収が速やかで，投与後約8時間まで有効血中濃度が保たれる |
| モルヒネ塩酸塩，アンペック® | 注：<br>（モルヒネ，アンペック®）<br>10mg/1mL/A（1%）<br>50mg/5mL/A（1%）<br>200mg/5mL/A（4%） | 皮下，静脈内，硬膜外，クモ膜下 | 輸液剤に配合して投与するか，シリンジポンプまたは携帯型ディスポーザブル注入ポンプを用いて投与する |
| **オキシコドン** | | | |
| オキノーム® | 散：<br>2.5mg/0.5g/包<br>5mg/1g/包<br>10mg/1g/包<br>20mg/1g/包 | 経口 | オキシコドン経口製剤を用いる際の用量調節や，突出痛へのレスキュー薬として使用する |
| オキファスト® | 注：<br>10mg/1mL/A<br>50mg/5mL/A | 静脈内 | |
| **フェンタニル** | | | |
| フェンタニル | 注：<br>0.1mg/2mL/A<br>0.25mg/5mL/A<br>0.5mg/10mL/A | 静脈内，硬膜外，クモ膜下 | |
| **ヒドロモルフォン** | | | |
| ナルラピド® | 錠：1mg・2mg・4mg | 経口 | ヒドロモルフォン経口製剤を用いる際の用量調節や，突出痛へのレスキュー薬として使用する |
| ナルベイン® | 注：<br>2mg/1mL/A（0.2%）<br>20mg/2mL/A（1%） | 皮下，静脈内 | |

〔日本緩和医療学会（編）：がん疼痛の薬物療法に関するガイドライン 2020年版. 金原出版，2020を参考に作成〕

わが国においても，がん患者の痛みに対しては，WHO方式がん疼痛治療法が多く用いられてきた。がん疼痛の強さに対して薬物療法を中心とした対応を示したもので，軽度の痛みであればNSAIDsなどの非オピオイド系鎮痛薬から投与を開始し，痛みの強さに合わせて段階的にオピオイドを追加していくというアプローチである。近年，この段階的に調整していくというアプローチについて，緊急性の高い，強いがん疼痛に対してはステップを踏まずにオピオイドの導入を行うように変化している[6]。ラダーにとらわれず状況に合わせた，適切で速やかな鎮痛方法を選択することが求められるのである。がん疼痛がコントロール困難な状態で救急外来を受診する患者は，緊急性の高い状況であることが推測される。そのため，がん疼痛の評価に速やかに取り組み，鎮痛効果の発現が早い方法を選択する必要があり，緊急のオピオイドの導入が求められることがある。内服可能な患者においてはオピオイドの速放性製剤，内服が不可能な患者にはオピオイドの注射薬の静脈投与が中心となる。

　わが国における救急外来の環境で使用することが想定される，オピオイド鎮痛薬についてまとめる**（表1）**[7]。がん疼痛を訴え，救急外来を受診した患者に対してのアプローチは系統立てて行う必要がある。筆者が常に意識する，がん疼痛を訴えた患者が救急外来を受診した際の対応（7step）を**図2**に示す。

　オピオイドは作用時間が長く定期的に内服する徐放性製剤と，痛みの増悪時に追加で使用する速放性製剤をレスキューとして組み合わせて使用することが基本となる。レスキューのオピオイドの投与量は経験的に決められており，目安として定期オピオイドの1/6程度の量を1回のレスキューとして使用する。しかし，あくまでも目安であり，使用した効果によって個別に判断する。1/6量に対してその半分量で十分な場合や，2倍量必要であることを経験するため，適切な鎮痛効果が得られているかどうかを患者と相談す

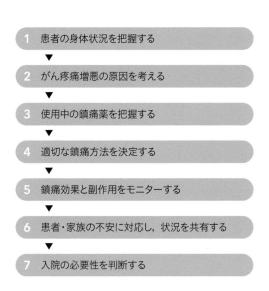

**図2**｜がん疼痛患者が救急外来を受診した時の対応（7step）

る必要がある。この症例では，レスキューを増やすことで効果が見込めたこと，速やかな鎮痛効果が必要であったこと，救急外来という限られた時間での対応であることから，前記の対応は理にかなっている。

もともと使用していたオピオイドを何らかの理由で変更する場合，換算表を用いたオピオイド投与量の計算が必要となる。具体的には，腸閉塞を併発して内服が困難となり内服薬からフェンタニル貼付剤への変更や，腎機能の悪化に伴い代謝産物が腎排泄であるモルヒネを他のオピオイドに変更する場合などである。投与量が多い場合（目安：経口モルヒネ換算で120mg以上）は，個人差や誤差の影響が大きくなるため，可能であれば緩和ケア専門スタッフへのコンサルテーションを検討し，安全域を意識して換算量より少なめの投与から開始するほうが無難である。目安としてもともと使用しているオピオイドの換算量に対して，80％程度に減量して処方することを原則とするとよいだろう。

オピオイドの注意すべき副作用として，呼吸抑制が挙げられる。ただし，呼吸抑制は疼痛緩和に必要な投与量を適切に投与することが前提であれば頻度の高い副作用ではない[8]。一方で，オピオイドを用いたことのない患者や，他の薬剤の併用や臓器障害の進行でオピオイドの代謝が低下している可能性のある患者では，特に注意を要する。具体的には，オピオイドの増量中に眠気が強くなっている際は注意を要する。「起きていたい状況にもかかわらず，起きていられない不快な眠気」が出現している際は，オピオイドを増量しても得られている以上の鎮痛効果は期待できない。むしろ，さらに増量すると呼吸抑制などの副作用が懸念されるため，減量を考慮しながら別の鎮痛方法を考慮しなければならない。また徐放性製剤，フェンタニル貼付剤といった，半減期の長いオピオイド製剤については，連日の投与量の増量は思わぬ血中濃度の上昇を招く。そのため増量してから血中濃度が安定するまで，最低3日間は増量を行わない。

# オピオイドを使用したことのない患者へのオピオイド使用

オピオイドを使用したことのない患者は，オピオイドナイーブ（opioid naive）と表現される。オピオイドの効果および副作用の程度は患者ごとに異なり，オピオイドナイーブの患者にオピオイドを使用する場合は特に注意を要する。一般的には経口モルヒネ換算で20mg/日程度のオピオイドを開始投与量の基本とし，腎機能などの臓器障害や体格などを考慮して調整する。投与されたオピオイドの薬理学的特徴を理解し，血中濃度が最高に達するタイミング（Tmax）で意識および呼吸数を確認する。初回に使用するオピオイドは，安全に使用でき，副作用のモニターが可能な環境では速放性製剤と徐放性製剤のどちらでも構わない。しかしながら，高齢者が多いわが国の臨床現場においては，初回は作用時間の短い速放性製剤を筆者自身は好んで使用している。なお，フェンタニ

ル貼付剤は貼ってから血中濃度が安定するまでに3〜7日を必要とし，過剰であった場合に剥がしても皮膚に残ったフェンタニルが約1日間吸収され続ける。そのため適切な投与量がわからず，副作用の予測が困難なオピオイドナイーブの患者には使用しないこととされてきた。しかしながら，2020年に最小用量（0.5mg）のフェンタニル貼付剤はオピオイドナイーブ患者への使用が保険適応となった。

　救急外来においては，最終的に入院が必要かを判断することが求められる。救急外来で良好な鎮痛が得られたとしても，自宅で安定した鎮痛が維持できるかは評価しなければならない。注射薬での鎮痛を要した患者の多くは，入院して鎮痛薬の調整が必要となる。もし患者や家族が何らかの理由で在宅での療養を希望する場合，訪問診療および訪問看護といった在宅緩和ケアサービスを活用することで，その希望に応えられるかもしれない。そのためには平素より地域レベルでの緩和ケア資源を知り，連携の準備をしておくことが求められる（例：オピオイドの調整が対応可能な診療所や訪問看護ステーションなど）。こういった対応を緩和ケアチームのような専門的緩和ケア機能や，地域連携部門と救急部門が連携して取り組めるようシステム構築に取り組むことは重要である。

# 非がんの慢性痛

## 症例 3　非がんの慢性痛がある患者

　52歳の男性が，頸部の痛みが強く，レスキュー用のオピオイドが足りなくなったため，処方してほしいと救急外来を受診した。3年前に耳下腺がんと診断され，頸部の手術を受けた。その後，手術創周囲の痛みがあり，オピオイドが導入された。仕事のため医療機関への受診は不定期になりがちで，オピオイドが不足しないよう，多めに処方されていた。救急医が外来記録を確認したところ，3か月ほど前からオピオイドの処方量が非常に多くなっており，予定されていた受診スケジュールよりもずいぶん早く「レスキュー薬がなくなってしまった」と頻回に受診するようになっていることに気づいた。

　オピオイド依存を疑い，痛みの原因をCTで評価したところ，耳下腺がんは手術で切除されており再発を疑わせる所見はなかった。話を聞くと，オピオイドの内服から時間が経過すると，ソワソワし焦燥感が強くなることや，発汗が著明となり動悸がするとのこと。オピオイドを内服すると治るため，痛みに対してよりも，それらの症状に対して内服していることが発覚した。慢性痛としての術後の創部痛に対して，オピオイドが漫然と処方されていたことが，依存症の形成につながったと判

断した。オピオイドの離脱症状が生活にも大きな影響を与えていると判断し，入院後にオピオイド依存症の治療を行うこととした。

　まず最初に，「救急外来の診療の場においては，非がん疾患による慢性痛に対して，オピオイドは原則使用しない」ことがお伝えしたい重要なメッセージである。この症例は筆者自身が実際に経験し，入院後の依存症治療を担当した。非がん疾患が原因の慢性痛に対するオピオイドの使用を考える上で，教訓的な症例である。非がん疼痛にも積極的にオピオイドが使われたことがあったが，それがこの10年のオピオイド依存症増加の一因となったと考えられている[9]。米国では年間約47,000人ものオピオイド関連死が報告されている[10]。わが国の保険診療上，オピオイドの多くはがん疼痛に対してのみ適応がある（**表2**）[11]。近年，わが国でもオピオイドの適応拡大が議論されている。執筆時点ではオキシコドンが慢性疼痛に適応拡大された。ただし，厳密な管理体制のもと

**表2｜日本で使用可能な各種オピオイドの添付文書に記された効能・効果**

| 薬品名 | |
|---|---|
| 商品名 | 効果・効能 |
| **トラマドール速放錠** | |
| トラマール®錠 | 非オピオイド鎮痛薬で治療困難な非がん性慢性疼痛，抜歯後の疼痛における鎮痛 |
| **トラマドール徐放錠** | |
| ワントラム®錠 | 非オピオイド鎮痛薬で治療困難な非がん性慢性疼痛，抜歯後の疼痛における鎮痛 |
| **トラマドール／アセトアミノフェン配合錠** | |
| トラムセット® | 非オピオイド鎮痛薬で治療困難な非がん性慢性疼痛，抜歯後の疼痛における鎮痛 |
| **ブプレノルフィン貼付剤** | |
| ノルスパン®テープ | 非オピオイド鎮痛薬で治療困難な変形関節症，腰痛症に伴う慢性疼痛における鎮痛 |
| **コデインリン酸塩** | |
| リン酸コデイン錠・散 | 疼痛時における鎮痛 |
| **モルヒネ塩酸塩** | |
| 塩酸モルヒネ錠・末 | 激しい疼痛時における鎮痛・鎮静 |
| **フェンタニル貼付剤** | |
| デュロテップ®MTパッチ | 非オピオイド鎮痛薬および弱オピオイド鎮痛薬で治療困難な中等度から高度の慢性疼痛における鎮痛 |
| **フェンタニル貼付剤** | |
| ワンデュロ®パッチ フェントス®テープ | 非オピオイド鎮痛薬および弱オピオイド鎮痛薬で治療困難な中等度から高度の慢性疼痛における鎮痛 |

〔日本ペインクリニック学会（編）：非がん性慢性疼痛に対するオピオイド鎮痛薬処方ガイドライン 改訂第2版．p.27，真興交易医書出版部，2017より転載〕

での処方が求められるため，救急医療の現場で処方は想定されない。また，生命予後が比較的予想しやすい進行した悪性疾患の患者と異なり，数年以上の長期的な痛みへの対処方法については検討が必要となる場合が多い。

最も注意が必要なのは，不適切な医療用麻薬の使用を長期間続けることで，医療用麻薬の乱用や依存を生じさせることである。不適切な使用の例として，心理的な要因などの影響が強いことが推測される痛みや器質的な要因が特定できない場合，物質使用障害の併存などオピオイドの乱用などが懸念される状況での使用が挙げられる **(表3)** [11]。非がんの慢性痛への対応は薬物療法のみでなく，心理社会的な背景にも目を向けたアプローチが求められる。救急外来は継続性をもった診療をすることが難しい環境であることが一般的であり，非がん疾患の慢性痛の治療に対してはオピオイドの使用は慎重になされるべきであることを知り，安易な使用は慎むべきである。

一方，終末期に近い病状や急性症状に対する症状緩和は，対応可能な範囲で積極的に取り組む必要がある。例えば，広範な腸管壊死のため時間単位で亡くなることが予想される患者に対して，「がん疼痛」以外にも保険適応のあるオピオイドを投与することなどは医療現場では医師の裁量のもとで行われる。各オピオイドの適応病名をよく理解し，関係者とコミュニケーションをとりながら進めるとよいだろう。

## 表3│非がん性慢性疼痛のオピオイド鎮痛薬による治療

### 適応となる可能性がある状況

- 痛みの持続に器質的要因が関与している
- 痛みの器質的要因が心理社会的要因を上回る
- 依存・乱用のリスク評価の実施が可能で，リスクが低いと評価できる
- 処方や受診の指導に従うことができる
- 痛みが身体機能，ADLやQOLに悪影響を与えており，オピオイド鎮痛薬で改善の可能性が見込める

### 非適応と判断すべき状況

- オピオイド鎮痛薬以外の痛みを緩和する手段が存在する
- 痛みの改善では身体機能，ADLやQOLの向上を見込めない
- 依存・乱用のリスク評価に協力できない
- 痛みの持続に心理社会的要因が大きく関わっている
- 物質使用障害の既往がある
- 重度の精神疾患，認知機能障害を有する
- 処方や受診の指導に従うことができない

〔日本ペインクリニック学会（編）：非がん性慢性疼痛に対するオピオイド鎮痛薬処方ガイドライン 改訂第2版，pp.31-2, 新興交易医書出版部，2017を参考に作成〕

# 処置に関連した痛み

　外傷と処置に関連した痛みがある患者

　21歳の男性が，職場での事故による右下腿の骨折で救急搬送された。救急医は開放骨折と判断し，整形外科医にコンサルテーションした。当然のことながら痛みが強く，緊急手術までの間も鎮痛が必要な状況である。薬剤へのアレルギーはない。救急医は手術室への搬入の間，フェンタニル25μgを静注し，その後20μg/時で持続投与を開始した。

　救急の現場では外傷と処置に関連した痛みに対して，鎮痛が後回しになりがちである。重度のショック状態で不安定な状況であれば，バイタルサインの安定化が優先される。一方，この症例のような状況では，鎮痛も重要な治療的介入となる。日本集中治療医学会は「日本版・集中治療室における成人重症患者に対する痛み・不穏・せん妄管理のための臨床ガイドライン」を策定している。鎮痛薬としてはオピオイドも選択肢であり，わが国ではフェンタニルが使用されることが多い。0.35〜0.5μg/kgの間欠的静注と，0.7〜1.0μg/kg/時の持続静注という投与量が示されている[12]。筆者自身は，バイタルが不安定になりやすい重症患者でオピオイドナイーブの患者に対応することが多い救急の現場では，少なめの量から投与開始することが多い。ただし，目標となる鎮痛効果が得られるよう，迅速なタイトレーションを心がけている。

# 呼吸困難

　呼吸困難がある患者

　肺がんと診断されている64歳の男性。主気管支への腫瘍の浸潤を指摘されており，呼吸困難および呼吸不全の原因となりうることが，主治医から本人と家族に告げられていた。肺がんは徐々に進行しており，呼吸不全に陥った場合は，延命を目的とした気管挿管や人工呼吸器の装着は行わないという事前指示が本人・家族との話し合いのもとになされたとカルテに記載されている。この患者が吸気性喘鳴を伴

う呼吸困難を主訴に，救急搬送された。新たな病態の合併はなく，救急医は主気管支の閉塞が進行したことが原因と判断した。病状を本人や付き添いの家族と手短かに共有した上で，症状緩和を目的とした治療を開始することを伝えた。最も呼吸しやすい体勢を工夫しながら，酸素投与とともにステロイドの静注を行った。症状が和らいだ後，救急医は気管ステントや放射線治療の適応などは，改めて外来主治医と議論する場を調整することが望ましいと判断し，入院の手続きをとった。

呼吸困難は呼吸時の不快な感覚であり，救急外来の急な受診を要する主要な症状の1つである。呼吸不全を伴わなくとも呼吸困難感を訴えることは多く，呼吸不全がないからといって，呼吸困難症状の存在を否定してはならない。呼吸困難をきたす疾患は多岐にわたり，悪性腫瘍以外にも様々な疾患を想定する必要がある（図3）[13]。また，すでに指摘されている疾患の増悪だけでなく，気胸や急性心不全などの新規の合併といった新たな病態の出現についても考慮する必要がある。呼吸困難の原因を特定し，介入可能な病態について検討することは，症状緩和を適切に行う上でまず重要である。

呼吸困難は非常に強い苦痛の原因となり，患者自身に恐怖感をもたらす。また，適切な症状緩和を行っても苦痛緩和が困難であり，症状緩和目的の鎮静が必要となる頻度が高い[14]。そのため急性の呼吸困難で救急搬送された患者の評価は，迅速に行われる必要があり，評価と並行して症状緩和を適切に行う必要がある。

## 1 ｜ 呼吸困難に対する薬物療法

原疾患の治癒が困難な状況で，呼吸困難に対する症状緩和において，薬物療法の第一選択はオピオイドである。慢性閉塞性肺疾患（COPD），心不全，そしてがん患者の呼吸困難に対して，オピオイドが用いられる。呼吸困難に対するオピオイドの作用機序については，依然として十分に解明されていない。呼吸困難の中枢神経系での知覚低下，延髄呼吸中枢の$CO_2$に対する感受性の低下，呼吸リズムを抑制し呼吸数を減少させるこ

| | |
|---|---|
| 貧血 | 慢性消耗性疾患（HIV，ALS，脳血管障害など） |
| 不安 | 慢性閉塞性肺疾患（COPD） |
| 気管攣縮 | 胸水貯留 |
| 悪性腫瘍 | 感染症 |
| うっ血性心不全 | 気道分泌過多 |

図3｜呼吸困難の原因疾患
〔Kittelson SM, Elie MC, Pennypacker L: Palliative care symptom management. Crit Care Nurs Clin North Am,27(3):315–39, 2015を参考に作成〕

とによる呼吸仕事量の軽減，有効な深呼吸の確保，抗不安作用といった複数の要因によるものと推測されている[15]。

　わが国ではがん患者に対する呼吸困難に対するオピオイドとしては，モルヒネが最も使用されてきた。近年，モルヒネ以外のオピオイドの呼吸困難に対する効果が議論され，オキシコドンも使用されるようになった。その他のオピオイドの呼吸困難に対する効果については，十分なエビデンスがない。わが国のガイドラインでは，呼吸困難に対するオピオイドはモルヒネを第一選択としながらも，モルヒネが使用できない状況などではオキシコドンを代替薬として推奨している[15]。近年はさらに，フェンタニルなどのオピオイドについても呼吸困難の症状緩和に有効であるとする報告もあり，腎不全患者の呼吸困難に対応する際には，その使用は許容されるかもしれないが，本稿執筆時点ではわが国のガイドラインでの推奨はされていない[15]。呼吸困難に対するオピオイドの使用は，保険適応外使用となる場合があり，注意を要する。

　ベンゾジアゼピン系薬はGABA受容体に作用し，これらの神経系を抑制することで抗不安作用と鎮静作用をもたらす。呼吸困難によって不安が喚起され，不安により，さらに呼吸困難が強くなる。そのため，ベンゾジアゼピン系薬の使用は不安を軽減することで，呼吸困難の緩和に寄与する。

● 具体的な使用例①[15]

- アルプラゾラム：1回0.2〜0.4mgを1日2〜3回経口投与する。
- ミダゾラム：2.5〜5mg/日を持続静注あるいは皮下注から開始し，眠気を観察しながら5〜10mg/日まで増量する。

　気道に存在する腫瘍性病変周囲の浮腫や，がん性リンパ管症，上大静脈症候群，放射線肺臓炎などが呼吸困難に関連している時は，ステロイドの投与を検討する。わが国のがん患者に対する緩和ケアにおいては，作用時間が長くコルチコステロイド作用の少ないベタメタゾンやデキサメタゾンが用いられることが多い。症例❺では中枢気道の閉塞が疑われ，迅速な対応が必要である。ステロイドは気道の浮腫を軽減する薬理作用を期待し，十分なエビデンスはないものの中枢気道閉塞を伴う呼吸困難患者に対して投与を検討してよい。

● 具体的な使用例②[15]

- ベタメタゾン

①漸減法

　開始量として4〜8mg/日を経口投与あるいは点滴静注する。

　効果を認めたら0.5〜4mgを維持量として漸減する。

②漸増法

開始量として0.5mg/日を経口投与あるいは点滴静注する。

効果を認めるまで4mg/日を目標に漸増する。

以上の薬剤を症状緩和に対する薬物療法として検討しながら，疾患特異的な治療薬（例：心不全に対する利尿薬，強心薬）を組み合わせながら呼吸困難の緩和に取り組む。

## 2 | 呼吸困難に対する非薬物療法

呼吸困難に対する非薬物療法としては，救急外来での実施を前提として，以下が例示される。

- 酸素投与
- 顔面に風を当てる
- 室温を低めに保つ
- 起座位など適切な体位を検討する
- 喀痰排出を促す
- 安心感を与えるコミュニケーション
- NPPV（非侵襲的陽圧換気）

顔に風を当てることでの呼吸困難の緩和作用は，三叉神経第2枝への感覚刺激による効果と考えられており，介入の効果を示すデータが出てきている[16]。NPPVは限られたエビデンスではあるが，呼吸困難の緩和に寄与する。ただし，NPPVの装着自体が強い苦痛となる場合や，強い呼吸困難が亡くなる過程にあることを示唆している状況でNPPVを装着することの意味合いなどを十分に考慮して行う必要がある。

あわせて，家族を含めた介護者への心理的サポートも重要である。呼吸困難の強い患者の様子は，家族にとっても侵襲の強い光景である。そういった状況に置かれた家族に対する配慮や，支持的なコミュニケーションを心がける必要がある。薬物以外による症状緩和については救急診療では一般的ではないため，緩和ケア領域の経験のある看護師など緩和ケアスタッフと協働できるとよいかもしれない。

# 悪心・嘔吐

症例 6 悪心・嘔吐があるがん患者

進行胃がんと診断されている57歳の女性。胃幽門部の胃がんを指摘されており，抗がん治療の効果も期待できなくなってきていた。食後のつかえ感を自覚することが増え，前日から嘔吐を繰り返すようになり救急外来を受診した。救急医は病歴と

診察の結果，胃幽門部の閉塞を疑いエコー検査を実施した。胃内に大量の内容物が貯留しており，症状の原因であると診断した。救急外来での症状緩和を目的とした介入が必要と判断し，NGチューブ（nasogastric tube：NGT）の留置を行った。NGTの違和感はあるものの，嘔吐と腹部の張りは改善した。

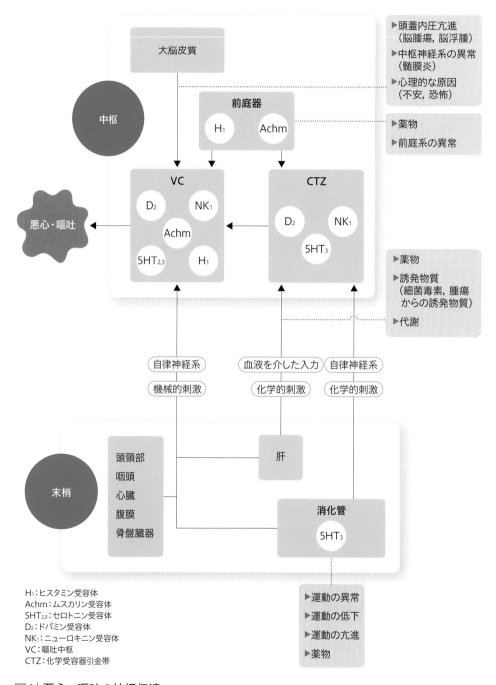

H₁：ヒスタミン受容体
Achm：ムスカリン受容体
5HT₂,₃：セロトニン受容体
D₂：ドパミン受容体
NK₁：ニューロキニン受容体
VC：嘔吐中枢
CTZ：化学受容器引金帯

### 図4｜悪心・嘔吐の神経伝達
〔日本緩和医療学会（編）：がん患者の消化器症状の緩和に関するガイドライン 2017年版，p.14，金原出版，2017より転載〕

悪心・嘔吐といった消化器症状は，患者のQOLを低下させる。悪心・嘔吐の病態生理は中枢と末梢における複雑な神経伝達物質を介したやり取りによって説明されている**(図4)** [17]。様々な原因により悪心・嘔吐は引き起こされるが，推測される病態と関与が想定される受容体に合わせて制吐薬を調整する**(表4)** [17]。臨床的には，病態の分類は明確でないことも多く経験され，副作用が許容でき安全に使用できる範囲で薬物療法に取り組みながら，効果と経過を評価することも多い。症状緩和と合わせて，悪心・嘔吐の原因を評価し，治療介入を検討することはいうまでもない。

# 悪性消化管閉塞

特に緩和ケア領域で対応が必要となる悪心・嘔吐の原因として，悪性疾患による消化管閉塞が挙げられる。物理的に再通過が困難であることが予想される状況で，胃の拡張と嘔吐や誤嚥の危険がある症例に対して，緊急的な症状緩和の手段としてNGチューブ

表4 | がん患者における悪心・嘔吐の原因

| | ▼原因 | |
|---|---|---|
| 化学的 | 薬物 | オピオイド，ジゴキシン，抗痙攣薬，抗菌薬，抗うつ薬 (SSRI，三環系抗うつ薬)，化学療法 |
| | 悪心・嘔吐の誘発物質 | 感染 (エンドトキシン)，腫瘍からの誘発物質 |
| | 代謝異常 (電解質異常) | 腎不全，肝不全，高カルシウム血症，低ナトリウム血症，ケトアシドーシス |
| 消化器系 | 消化管運動の異常 | 腹水，肝腫大，腫瘍による圧迫，腹部膨満，がん性腹膜炎，肝皮膜の伸展，尿閉，後腹膜腫瘍，放射線治療，早期満腹感 |
| | 消化管運動の低下 | 便秘，消化管閉塞 |
| | 消化管運動の亢進 | 下痢，消化管閉塞 |
| | 薬物による消化管への影響 | 消化管を刺激する薬物 (アスピリン，NSAIDs)，抗菌薬，アルコール，鉄剤，去痰薬 |
| | 内臓刺激 | 腹部・骨盤臓器の機械的受容体刺激，肝・消化管の化学受容体刺激 |
| 中枢神経<br>(前庭系を含む)，心理的 | 頭蓋内圧亢進 | 脳腫瘍，脳浮腫 |
| | 中枢神経系の異常 | 細菌性髄膜炎，がん性髄膜炎，放射線治療，脳幹の疾患 |
| | 心理的な原因 | 不安，恐怖 |
| | 薬物による前庭系への影響 | オピオイド，アスピリン |
| | 前庭系の異常 | 頭位変換による誘発 (メニエール症候群，前庭炎)，頭蓋底への骨転移，聴神経腫瘍 |
| その他 | 原因不明 | |

〔日本緩和医療学会 (編)：がん患者の消化器症状の緩和に関するガイドライン 2017年版，p.17，金原出版，2017より転載〕

（以下，NGT）の留置が有効である[18]。ただし，NGTの挿入および留置には患者の苦痛を伴うため，それまでの闘病期間中の経験から抵抗感を示す患者も多い。そのため手技に際しては，患者の苦痛緩和において，NGT挿入のメリットがデメリットを上回ることを評価し，患者と必要性を共有した上で行うことが望ましい。ドレナージをする消化管内容物の性状によっては，8Fr程度の細いチューブを使用するといった工夫も有効である。筆者自身は，治療急性期のドレナージが優先する状況では，16Fr程度の通常用いられるNGTを使用し，症状が和らぐことを優先する。一方，長期の留置が必要と判断した時点で，8Fr程度のNGTへの切り替えや間欠的なドレナージを患者に提案し，相談して決めている。

　消化管閉塞に対するNGTの留置は，留置自体に伴う苦痛が持続するとともに，副鼻腔炎や留置部位の潰瘍といった合併症が生じるため，長期間の留置を避けるための治療介入が必要となる。悪性疾患による消化管閉塞に対して有効性が確認されている薬剤を併用し，一般的な制吐薬の使用とあわせてコルチコステロイド，オクトレオチド，ブチルスコポラミン臭化物の併用を検討する。それぞれのわが国での一般的な投与方法について表5に示す[17]。

表5｜悪性消化管閉塞に対する薬物療法

| 分類 | | | |
| --- | --- | --- | --- |
| 一般名 | 用法・用量 | 剤形 | 作用する受容体 |
| コルチコステロイド | | | |
| デキサメタゾン | 1～8mg/回を1日1回経口投与または静注 | 経口<br>注射 | |
| ベタメタゾン | | | |
| プレドニゾロン | 10～60mgを1日1～3回に分割し経口投与 | | |
| メチルプレドニゾロン | 30～60mgを1日1～3回に分割し経口投与 | | |
| 抗コリン薬 | | | |
| ブチルスコポラミン臭化物 | 10～20mg/回を静注または皮下・筋肉内投与<br>20～60mg/日を持続静脈内または持続皮下投与 | 経口<br>注射 | ムスカリン受容体 |
| ソマトスタチンアナログ | | | |
| オクトレオチド | 300μg/日を持続皮下投与 | 注射 | ソマトスタチン受容体 |

〔日本緩和医療学会（編）：がん患者の消化器症状の緩和に関するガイドライン 2017年版，p.79-85，金原出版，2017より抜粋〕

# 痙攣

　　進行肺がんによる終末期状態で，在宅緩和ケアを提供されている59歳の男性。
多発脳転移があり，月単位の予後と判断されていた。本人は家族やペットと過ごせ
る自宅での療養を希望し，在宅での看取りも予定されていた。普段通り家族と過ご
していると，突然，眼球が上転し，全身が細かく震え始めた。動転した家族が訪問
看護師と訪問診療医に連絡し，在宅スタッフよりジアゼパムを10mg投与され，痙
攣は消失した。心配する家族と在宅スタッフで話し合いがなされ，救急搬送された。
救急外来に到着した直後，再び痙攣し，痙攣重積状態と判断した救急医よりミダゾ
ラムの持続投与が開始された。

　　終末期患者における痙攣は，脳腫瘍や脳転移の進行などにより生じ，緊急の対応が必
要となる症状である。原疾患の状況として，痙攣の原因となる器質的原因が特定されて
いる場合や，これまでの痙攣の既往といった診療情報を確認する。部分発作など，痙攣
自体に気づくことが難しい場合もあるが，救急外来への急な受診を必要とするような痙
攣は意識障害や筋強直を伴う全般発作であることが，筆者の経験上は大半である。実際
に患者を診察し痙攣であると判断した場合は，速やかに痙攣の治療を開始する。静脈路
を確保し，抗痙攣薬の投与を行う。ただし，緩和ケア領域でケアしている患者は，静脈
路の確保自体が困難な場合がある。静脈路の確保が困難な場合，筋注や坐薬の使用など
を検討する。痙攣発作に対しては，ジアゼパム（5〜10mg，静注・筋注）やミダゾラム（5
〜10mg，静注・口腔粘膜投与）を速やかに投与する[19]。

　　痙攣は，在宅療養する終末期患者が救急外来を受診する原因となる身体症状の1つで
ある。脳腫瘍のように痙攣を発症することが事前にある程度予見される場合は，痙攣時
の対応や心構えについて話し合いがなされていることが多い。一方で，コントロール困
難な痙攣重積や，予想されていない痙攣発作の場合は救急外来での対応を求められるこ
とがある。家族や介護者が救急搬送を依頼している場合には，患者の痙攣の様子に直面
して戸惑った状態で搬送されていることが多い。救急搬送の依頼が適切であったか，困
惑している場合もある。そのため，患者本人への対応と並行して，家族への対応を多職
種で行うことが求められる。脳転移など痙攣の原因の改善が期待できず，痙攣重積状態
に至っている場合，ベンゾジアゼピン注射薬の持続投与が必要となる場合もある。

# 終末期患者における出血

症例
8 急な出血があった終末期がん患者

　舌がんと診断されている43歳の女性。頸部に巨大な腫瘍塊があり，自壊して潰瘍は徐々に深くなっていた。造影CTでは，頸部の大血管に隣接していることが指摘されている。自宅で過ごしている際に，潰瘍から突然の拍動性の出血があり救急搬送された。救急救命士は出血部位を圧迫しながら搬送したが，救命センターに到着した直後に心肺停止となった。救急医は家族に状況を確認し，心肺蘇生を中止し死亡確認を行った。

　進行した疾患を有する患者が，急な出血を主訴として救急外来を受診することがある。出血の表現としては，吐血や下血といった消化管出血の場合もあれば，体表に露出した悪性腫瘍からの出血，腫瘍性病変が動脈に浸潤し胸腔内への急な大量出血をきたす場合など様々である。また，出血の程度も腫瘍の自壊部からじわじわと滲み出る程度のものや，バイタルサインの変動を伴わないものから，動脈出血のため急激な経過で死に向かうものまで大きく幅がある。

　がん患者に対する調査では，進行がん患者において6〜10％の頻度で出血があったと報告されている[20]。がん患者においては，出血に対する複数のリスクが報告されている

## 表6｜がん患者における出血のリスク因子

| がん患者の一般的な出血リスク | 頭頸部がん患者における致死的な出血のリスク |
| --- | --- |
| ●血小板減少2万/μL未満 | ●広範囲の頸部切除 |
| ●サイズの大きい頭頸部がん | ●術後創部の治癒不全 |
| ●サイズの大きい肺門部肺がん | ●動脈拍動が目視可能 |
| ●治療抵抗性の急性・慢性白血病 | ●咽頭皮膚瘻 |
| ●骨髄異形成 | ●腫瘍塊の動脈への浸潤 |
| ●重度肝機能障害，転移性肝臓がん | ●手術や画像診断による動脈壁への浸潤の確認 |
| ●肝細胞がん | ●高線量の放射線治療 |
| ●経口抗凝固薬の使用 | |
| ●高線量の放射線治療 | |

〔Prommer E: Management of bleeding in the terminally ill patient. Hematology,10(3):167-75,2005／Harris DG, Noble SI: Management of terminal hemorrhage in patients with advanced cancer: a systematic literature review. J Pain Symptom Manage,38(6):913-27,2009を参考に作成〕

(表6)[21, 22]。

　外来患者に急性の出血がみられた場合，多くの場合救急車で来院するか救急外来を受診する。そのため救急領域の医療スタッフは，急な出血による病状の変化に直面した患者と家族に対する緩和ケアの実践を意識する必要がある。

### ●出血に対する症状緩和

　体表面の局所への滲み出すような出血に対しては，圧迫を実施する。止血困難な場合は，フィブリンを含む被覆材を使用する。また，放射線治療や動脈性消化管出血に対しては内視鏡や動脈塞栓術を考慮する。ビタミンKや新鮮凍結血漿の投与についても，その適応に合わせて判断する[21]。

　出血に直面する患者と家族は，強い不安を感じていることが多い。ケアを意識した声かけや，適切に対処することや見通しを伝えるなどの対応を意識する必要がある。出血が事前に予測されている場合，出血について前もってかかりつけ医からの情報提供がなされていたかは，患者と家族の抱く出血への認識に大きな影響を与える。傾聴しながら，これまでの経緯や出血が生じうることをどの程度の精度で情報共有がなされていたかといったことを，カルテの診療情報とあわせて情報収集することはケアのしやすさにつながるだろう。

　もともと残された時間がわずかな病状で発生した大量の出血の際は，救命自体が困難であり，症状緩和が困難な場合は鎮静も考慮する。そのような状況においては，患者と家族の近くにいること自体がケアであり，また最も重要なことであることを忘れてはならない。緊急の症状緩和を行うのと同時に，困難な局面において患者や家族とコミュニケーションをとりながら，ケアの目標を見出す必要がある点が終末期患者における出血の困難さである。

## せん妄

**症例 9**

### せん妄のある末期腎不全患者

　末期腎不全のため，予後が週単位と判断されている82歳の男性。1日のほとんどをベッド上で過ごしており，本日は夕方頃より落ち着かない様子であった。夜中に何度も「トイレに行く」と起き上がろうとしたり，「苦しい，苦しい」と訴えるが，家族が尋ねても詳細を説明することはできない様子である。これまで見たことがない本人の様子に，心配した家族が救急車を要請した。

来院時も終始落ち着かない様子で，見当識は保たれていなかった。急性発症した知覚の障害であることから，救急医はせん妄と診断し，ハロペリドール2.5mgの静脈投与を開始し，原因評価の目的で血液検査を行った。

　せん妄とは，「身体的原因や薬剤原因によって急性に出現する意識・注意・知覚の障害であり，その症状には変動性がある」とされる[23]。がん患者に限らず，各疾患の終末期像において，身体状態の悪化は必至である。そのため多くの患者が臨死期においてせん妄を経験する。せん妄の診断基準はDSM-5の操作的診断で示されている（**表7**）[23]。

　一方，せん妄は見逃されやすい症状の1つでもある。暴れたり末梢ルートを自己抜去するといった強い興奮や幻覚を伴うせん妄は気づかれるが，「なんとなくぼーっとして

## 表7│DSM-5によるせん妄の診断基準

| | |
|---|---|
| **A** | 注意の障害（すなわち，注意の方向づけ，集中，維持，転換する能力の低下）および意識の障害（環境に対する見当識の低下） |
| **B** | その障害は短期間のうちに出現し（通常数時間～数日），もととなる注意および意識水準からの変化を示し，さらに1日の経過中に重症度が変動する傾向がある |
| **C** | さらに認知の障害を伴う（例：記憶欠損，失見当識，言語，視空間認知，知覚） |
| **D** | 基準AおよびCに示す障害は，他の既存の，確定した，または進行中の神経認知障害ではうまく説明されないし，昏睡のような覚醒水準の著しい低下という状況下で起こるものではない |
| **E** | 病歴，身体診察，臨床検査所見から，その障害が他の医学的疾患，物質中毒または離脱（すなわち乱用薬物や医薬品によるもの），または毒物への曝露，または複数の病因による直接的な生理学的結果により引き起こされたという証拠がある |

注：A～Eのすべてを満たす場合にせん妄と診断する。
〔日本精神神経学会（日本語版用語監修），髙橋三郎，大野　裕（監訳）：DSM-5 精神疾患の診断・統計マニュアル．p.588，医学書院，2014より転載〕

## 表8│せん妄のサブタイピング

| **活動型（以下の2つ以上）** | **低活動型（以下の4つ以上）** |
|---|---|
| ●身体的運動量の増加 | ●活動の低下* |
| ●活動コントロールの喪失 | ●行動の速さの減弱* |
| ●落ち着きのなさ | ●周囲に関する認識の減少 |
| ●徘徊 | ●会話量の減弱 |
| | ●会話の速さの減弱 |
| | ●無関心 |

＊どちらかが必要。
注：活動型と低活動型に分けられるが，双方の基準を満たすと混合型。
〔Meagher D, Moran M, Raju B, et al. : A new data-based motor subtype schema for delirium.　J Neuropsychiatry Clin Neurosci, 20）2）：185-93, 2008より引用〕

いる」「口数が少ない」といった低活動型のせん妄は気づかれにくい **(表8)**[24]。臨床現場ではせん妄の評価スケールConfusion Assessment Method（CAM）も用いられる。①急性発症で変化する経過，②注意力散漫，③支離滅裂な思考，④意識レベルの変化，の4項目のうち，①②を必須項目とし，あわせて③または④を満たせばせん妄と診断する。ベッドサイドでも簡単に用いることができるため，救急外来でもスクリーニングのツールとして活用しやすい[25]。せん妄の頻度は報告によって幅があるが，死亡直前期においては90％近い患者にみられるとする報告もある。そのため，終末期患者が救急搬送された際，急性の意識の変容がある場合は，せん妄を疑い対応する必要がある。

表9│ せん妄の影響

- 患者や家族にとって苦痛
- 意思決定能力の低下
- 家族，ケア提供者とのコミュニケーションの悪化
- 症状評価，治療継続が困難
- 転倒，デバイスの抜去などのインシデント
- 医療スタッフの疲弊
- 入院の長期化

表10│ せん妄に用いられる抗精神病薬

| 一般名 | | | |
| --- | --- | --- | --- |
| 商品名 | 剤形・規格・濃度 | 投与経路 | 特徴 |
| ハロペリドール | | | |
| セレネース® | 錠：0.75mg・1mg・1.5mg・3mg<br>内服液：0.2%<br>細粒：1%<br>注射：5mg/mL/A | 経口<br>注射・皮下 | ● 注射製剤のほうが錐体外路症状などの副作用が出現しにくい<br>● 鎮静作用は弱い |
| リスペリドン | | | |
| リスパダール® | 錠：1mg・2mg・3mg<br>OD錠：0.5mg・1mg・2mg<br>内用薬：1mg/1mL | 経口 | ● ハロペリドールよりは鎮静作用が強い<br>● せん妄時にはリスペリドン液を用いることが多い |
| クエチアピン | | | |
| セロクエル® | 錠：25mg・100mg・200mg<br>細粒・50% | 経口 | ● 調整用量の幅が広い |
| レボメプロマジン | | | |
| ヒルナミン® | 錠：5mg・25mg・50mg<br>細粒：10%<br>筋注：25mg/mL/A | 経口<br>筋肉 | ● 鎮静効果が強い |
| クロルプロマジン | | | |
| コントミン® | 錠：12.5mg・25mg・50mg・100mg<br>筋注：10mg/2mL/A<br>　　　25mg/5mL/A<br>　　　50mg/5mL/A | 経口<br>注射・筋肉・皮下 | ● 鎮静効果が強い<br>● 血圧低下に注意 |

せん妄は患者自身への影響はもちろん，家族や医療者に対する影響の大きい症状である（**表9**）。救急外来で対応する場合は，せん妄の原因となっている病態を特定し，改善可能である場合にはその対応を行う。また原因にかかわらず，せん妄による影響が本人および周囲にも大きいと判断する場合，抗精神病薬を中心とした薬物療法や鎮静作用の期待できるベンゾジアゼピンの投与を考慮する。救急外来において用いることが想定される抗精神病薬を示す（**表10**）。わが国では保険適応外ではあるが，救急・集中治療領域でしばしば用いられるデクスメデトミジンは，緩和ケア領域におけるせん妄に対する有効性が報告されている[26]。今後せん妄の薬物療法の中で，どのように位置づけられていくか注目している。

救急外来でせん妄と診断した場合，多くは入院を前提としたマネジメントが必要となる。救急の現場のみでは原因の除去が難しいことや，さらなる原因検索を要すること，また自宅療養での負担が大きい症状であることが理由として挙げられる。救急外来での原因検索として見逃したくないものは，薬剤や感染症などの比較的介入する余地のある原因である。

特に終末期のせん妄は，残された時間が短くなり死が切迫しつつあることを示唆する徴候であることを経験する。そのため，せん妄自体の対応に終始するのではなく，家族ケアを提供しながら，あわせて死が近づいているという今後の見通しを関係者と共有することは重要である。

# 神経難病

進行した筋萎縮性側索硬化症（以下，ALS）やパーキンソン病（以下，PD），多発性硬化症（以下，MS）といった神経難病では，痛みを訴える患者が多く，MS患者の90%以上，ALS患者の75%以上が痛みを経験することが知られている[27, 28]。特に，筋肉の萎縮やADLの低下に関連すると考えられる筋骨格系の痛みは多く経験する。構音障害を伴う患者も多く，コミュニケーションの困難さも関連して，神経難病患者の痛みは見逃されやすい。こういった神経難病患者の身体症状に対応する際は，文字盤などのツールの活用や，日常的に本人とコミュニケーションをとっている介護者に診療に参加してもらうといった工夫が重要となる。薬物療法はアセトアミノフェンやNSAIDsといった非オピオイド系鎮痛薬が主体となるが，理学療法や介護方法の工夫なども重要である。

ALSやMS患者の訴える痛みは，神経障害に関連した痛みである可能性も考慮する必要がある。ヒリヒリと焼きつくような異常感覚が疑うきっかけとなり，薬物療法としては鎮痛補助薬の使用を考慮する。鎮痛補助薬とは「主たる薬理作用には鎮痛作用を有しないが，鎮痛薬と併用することにより鎮痛効果を高め，特定の状況下で鎮痛効果を示す

薬物」とされる[29]。鎮痛補助薬としては抗うつ薬や抗不整脈薬などが用いられ，わが国においては保険適応外使用となるため，事前に患者への説明が必要となる。神経障害を疑う痛みを伴う神経難病患者に対しては，アミトリプチリンやプレガバリンなどを用いる。これらは作用発現に週単位の時間を要することもあるため，救急外来でアセスメントしたのちに，慢性管理を行う医療機関との連携を行う。

　ALSの慢性的な呼吸困難に対して，欧米ではモルヒネがスタンダードな対応として位置づけられている。わが国においても，2011年9月より保険診療上は査定されない扱いとなり，具体的な投与量についてガイドラインで示された(表11)[30]。ガイドラインの位置づけを理解した上で，慢性疾患管理をしている医師と連携しながら，対応することが望ましい。また，モルヒネやベンゾジアゼピンのように，中枢神経に作用する薬剤は呼吸不全を悪化させる可能性を考慮し，$CO_2$が貯留していないことを評価する必要がある。

## 表11｜ALSに対するモルヒネの導入

ALSの進行期であり，呼吸筋障害のために呼吸苦を生じている状態。または，NSAIDsなどの既存の治療では十分な緩和が得られない苦痛に対して用いる。それぞれの症状が感染症など二次的に生じている場合は原因となる疾患の治療を優先する。モルヒネの使用に関しては副作用について十分な説明を行い，本人および家族の同意を得て使用する。

**導入方法の一例**

モルヒネを開始する患者の大多数は経管栄養となっているため，粒子サイズに留意し経管からの投与可能な剤形を用いる。

❶短時間作用型モルヒネである塩酸モルヒネ散2.5mg/回($PaCO_2$ 60mmHg以上の場合は1.25 mg)で使用開始し，効果を実感するまで2.5mg($PaCO_2$ 60mmHg以上の場合は1.25 mg)ずつ増量する。

❷1回有効量(通常2.5～10mg)を確認し，効果がなくなったら頓用する(おおよそ3～4時間ごと投与)ことで1日必要量を確認する。

❸塩酸モルヒネ1日必要量が10mg以上になる場合は硫酸モルヒネ(長時間作用型モルヒネ；最も粒子の細かいモルペス®の場合は経管栄養剤に溶かして1日2回投与)を1日量として投与，さらに苦しみを感じるときにはレスキューとして塩酸モルヒネ1回有効量を適宜使用する。

❹レスキューの必要量を平均し，硫酸モルヒネ総投与量を増量し，必要に応じて投与回数を8時間ごと3回とする。増量の目安は約2割程度とする。

❺死の直前など，より効果を安定させたいときには持続注射(持続静注または持続皮下注射)に切り替えてもよい(1日経口／経管投与量：1日注射量＝2～3：1)。

＊1：モルヒネを用いることで，慢性的な呼吸苦や痛みに対しての緩和は得られるが，多くの症例で球麻痺を伴っているため，ときどき起こる誤嚥や痰がらみによる呼吸苦を解消するまでには至らない。三環系抗うつ薬や抗コリン薬の使用，持続抵圧吸引などにより唾液を少なくする努力をし，ネブライザーやMAC (mechanically assisted coughing) を用いて痰を出しやすくするなどの対処を適宜併用する。

＊2：低酸素が苦痛の原因となっている場合は$CO_2$ナルコーシスに注意しながら低用量(0.5L/min)より酸素投与を併用する。

＊3：末期の落ち着きのなさに対してはクロルプロマジンなど抗精神病薬の時間ごとの非経口的投与を考慮する。

＊4：様々な対策を講じても苦しみを緩和できない場合は，ミダゾラムなどによる鎮静も考慮する。

＊5：究極の呼吸苦の緩和は気管切開下の人工呼吸管理(TPPV)であるが，当初TPPVを拒否してモルヒネを用い始めたとしても，TPPV装着を希望するようになることもある。終末期のがんと異なり，TPPVを選択することで生きることができる疾患であるので，最後まで治療方針を再確認していく必要がある。

〔日本神経学会(監修)：筋萎縮性側索硬化症診療ガイドライン 2013. p.71, 南江堂，2013より許諾を得て転載〕

# 心不全

症例
**10** 多疾患／多要因が併存する慢性心不全患者

　虚血性心疾患を基盤とした慢性心不全のため，2年前から入退院を繰り返している82歳の男性。心収縮能の低下が著明で，左室駆出分画（ejection fraction:EF）は25％まで低下していた。あわせて認知症とも診断されており，日常生活全般に介護が必要な状況である。最近の6か月ではさらに入院までの期間が短くなってきており，主治医である循環器科医はステージDの末期心不全と診断していた。患者は可能な限り自宅で過ごすことを希望し，2人暮らしで同居している高齢の妻は，不安ながらも本人の意向を尊重したいと考えている。これらの病状と意向を踏まえ，訪問診療と訪問看護，介護サービスの調整をした上で2か月前に自宅に退院していた。

　排泄や移動といった労作時の呼吸困難が強く，1か月前より在宅酸素の投与を開始した。末梢には冷感があり，倦怠感を常時伴う。自宅で行った血液検査では，腎機能も悪化してきており，在宅での医学的管理は困難となっていた。3日前より倦怠感が強くなり，わずかに行えていた経口摂取もできず，1日前より発熱も伴った。呼吸困難も出現し，在宅医は再び入院が必要と判断し救急搬送した。

　救急外来での評価の結果，もともとの末期心不全状態に加え，低心拍出量が進行した状況に尿路感染症を併発した状態であることが判明した。ドブタミンの持続投与と抗菌薬の投与を開始し，今後のケアの目標を話し合うこととなった。

　心不全患者における身体症状は悪性疾患と同様に多岐にわたり，最も多い症状は呼吸困難である（**図5**）[31]。心不全による身体症状を緩和するためには，心不全の原因となった病態自体に対する介入を検討する必要がある。心臓から血液を送り出すポンプ機能とうっ血の有無を評価し，薬物療法を代表とする適切な介入で血行動態を改善することが症状緩和につながる。これらの評価をもとに，利尿剤や血管拡張薬，強心薬の使用などを検討する。

　救急外来でこれらの対応を求められる状況は，すでに切迫した症状をきたした状態で受診した患者であることが多い。そのため，患者の事前指示の有無やアドバンス・ケア・プランニング（ACP）の内容を確認することや，時間をかけて意思決定をすることが難しい場合も多い。そのため，カルテや家族の話などから人生の最終段階における医療・

| ▼症状 | ▼がん（%） | ▼心不全（%） |
| --- | --- | --- |
| 倦怠感 | 23〜100 | 42〜82 |
| 痛み | 30〜94 | 14〜78 |
| 悪心・嘔吐 | 2〜78 | 2〜48 |
| 呼吸困難 | 16〜77 | 18〜88 |
| 不眠 | 3〜67 | 36〜48 |
| せん妄・認知機能障害 | 2〜68 | 15〜48 |
| 抑うつ | 4〜80 | 6〜59 |
| 不安 | 3〜74 | 2〜49 |

### 図5│心不全患者の身体症状

〔Moens K,Higginson IJ, Harding R;EURO IMPACT.: Are there differences in the prevalence of palliative care-related problems in people living with advanced cancer and eight non-cancer conditions? A systematic review. J Pain Symptom Manage, 48）4）:660-77,2014より引用〕

ケアの意向を可能な範囲で把握しながら，本人の意向（もしくは推定意思）から大きく外れない範囲で，可能な治療を開始するというのが現状の実際的な対応である。

　ただし，これらの患者の意向や推定意思を把握するステップは，入院後の意思決定においても非常に重要な意味をもつ。そのため，可能な範囲で複数の医療スタッフで役割を分担しながら，患者への医療的介入と並行して行う。筆者自身は，救急医療の現場で家族とこれまでの経過や本人の推定意思，そして家族自身の感情をうかがうのは15分程度を目安に取り組んでいる。その中で収集した情報や，今後さらに話し合ってほしいことを，入院を担当するスタッフに申し送ることを救急外来での診療の目標としており，最低限必要な診療と考える。

　本症例のように，心不全の終末期患者は心臓という単一臓器のみの問題を考えればよいのではなく，腎不全などその他臓器の機能低下や，認知症，併発した感染症など，多要因を同時に検討する必要がある。各疾患の治療をすべて足し算するような診療ではなく，本人や状況を鑑み，対応の重要度や優先順位を検討し取捨選択する必要が生じるのである。こういったmultimobilityと表現される，多疾患／多要因が併存した状態に対して，各領域の専門医と議論することは，ファーストタッチを担う救急現場の医療者に求められる役割である。

　これは，治療介入をした結果，悪化前の状況まで改善するか，もしくは状況は改善せず看取りも含めたケアに移行するのかを事前に予測しがたいことにも起因する。救急外来で対応する医療者にとって重要なこととして，心不全治療を含めた迅速な症状緩和に取り組みながら，患者や家族に対しては意思決定とあわせて不確実性を伴う経過に対する心構えを促すコミュニケーションを行うことが求められる。

# 致死的な疾患により切迫した状況

　特に基礎疾患を指摘されていない56歳の男性。自宅のトイレに1人で行って戻っ
てこないのを心配した家族が，トイレで倒れているところを発見した。トイレに行っ
て，発見までは20分程度。発見時には応答はできず，深大性の呼吸をしていた。
家族は慌てて119番に連絡し，指示に従って対応した。脈拍が触知できず，心肺停
止状態と判断されたため，家族が心肺蘇生を開始した。救急隊が接触時には無脈性
電気活動（pulseless electrical activity：PEA）であった。救急隊は心肺蘇生を継続
しながら，救急外来に搬送した。

　救急外来到着時には心静止となっていたが，到着17分後に自己心拍は再開した。
人工呼吸器が装着され，カテコラミンの投与が開始となった。しかし自発呼吸はな
く，脳幹反射も消失していた。救急医は心停止に至った原因ははっきりしないが，
再び心肺停止に至った際には救命困難であることを家族に伝えた。家族は救命が困
難な状況であることを理解し，苦痛緩和を中心とした対応を行っていくこととなっ
た。救急医は緩和ケアチームに連絡し，今後の症状緩和と家族ケアについて相談し
た。

　救急診療をしていると，致死的な疾患により死が切迫している患者の対応も必要とな
る。具体的には以下の状況などが挙げられる。

- 何らかの原因による心肺停止に至り，自己心拍が再開したものの，間もなく心停止
に至ることが予想される。
- 上腸間膜塞栓症により，手術ができないほど広範な腸管壊死を起こしている。
- 脳出血による血腫のサイズが大きいため，脳ヘルニアを生じている。

　根治的介入や延命自体が困難な場合，症状を和らげることと，最後の時間を過ごす場
を調整することが主なケアの目標となる。こういった状況においても症状緩和に目を向
けることは重要であり，本項で述べてきたような対応を忘れないようにする。具体的に
は，低酸素脳症により痙攣が生じることは，しばしば経験する。病態によって生じるこ
とが予見される身体症状を予測し，あらかじめ予防的な指示をしておくことは緩和ケア
の視点から重要である。

　筆者の施設では，前記のような状況の患者が救急外来に搬送され，救急医が緩和ケア

が必要な状況と判断した場合，緩和ケア部門に連絡が入る。緩和ケア部門の担当医師は救急外来に出向き，救急医と共に患者の評価を行い，今後の対応についてディスカッションした上で，家族とのコミュニケーションを図る。その後，入院主治医として症状緩和や家族ケアを提供する。

# 苦痛緩和のための鎮静

症例
12 治療抵抗性の苦痛のある進行がん患者

非常に強い呼吸困難を訴え，73歳の男性が救急搬送された。男性は進行肺がんと診断され，看取りが近い状況と判断されていた。主な身体症状は呼吸困難で，訪問診療医よりモルヒネを投与されながら在宅療養していた。夜間より呼吸困難感がさらに強くなり，ベッド上で安静を保てず「苦しい」と発語するのも困難な状況になった。在宅での症状緩和は困難と判断され，救急搬送された。

救急医は病歴と胸部レントゲン所見から，がん性リンパ管症の進行による呼吸不全を伴う呼吸困難と診断した。ステロイドを静注で投与し，酸素投与とモルヒネ持続静脈注射を行ったが症状は改善しなかった。幸い，在宅療養に移行する前に肺がん治療を行っていた内科医師と連絡が取れた。救急医は状況を共有し，患者の呼吸困難が治療抵抗性の耐えがたい苦痛であるという見解を共に確認できた。患者は会話が困難であったが，本人が以前に治療が難しい苦しさがある時には鎮静を希望すると話していたことを，家族から聞くことができた。救急医と内科医師は，苦痛緩和のための鎮静を実施することが患者の意向に沿っており，最善と考えられること，現在の症状やすでに予後が短くなっている状況であることを鑑み，調節型鎮静の適応と判断しミダゾラムの投与を開始した。

適切な評価および介入を行ったとしても，一定の割合で緩和することができない苦痛を経験する。このような苦痛は「治療抵抗性の苦痛（refractory symptom）」と呼ばれ，せん妄，呼吸困難などの症状の頻度が高い。苦痛を緩和する目的でベンゾジアゼピンなどの鎮静薬を投与することは，治療抵抗性の苦痛に対する手段の1つとして各国のガイドラインに明記されている。わが国ではがん患者を対象とした治療抵抗性の苦痛に対する鎮静の手引きが，日本緩和医療学会より公開されている[14]。鎮静は大きく分けて間欠的鎮静，調節型鎮静および持続的深い鎮静からなる持続的鎮静に分類される（**表12, 13**）[14]。それぞれの鎮静方法のメリットとデメリットを理解しておく必要がある（**表14**）[14]。

## 表12│鎮静の分類と定義

### 間欠的鎮静

鎮静薬によって一定期間（通常は数時間）意識の低下をもたらした後に鎮静薬を中止して，意識の低下しない時間を確保しようとする鎮静

### 持続的鎮静

| 苦痛に応じて少量から調節する鎮静<br>（調節型鎮静） | 苦痛の強さに応じて苦痛が緩和されるように鎮静薬を少量から調節して投与すること |
| --- | --- |
| 深い鎮静に導入して維持する鎮静<br>（持続的深い鎮静） | 中止する時期をあらかじめ定めずに，深い鎮静状態とするように鎮静薬を調節して投与すること |

〔日本緩和医療学会（編）：がん患者の治療抵抗性の苦痛と鎮静に関する基本的な考え方の手引き 2018年版．p.10，金原出版，2018より転載〕

## 表13│間欠的鎮静，調節型鎮静，持続的深い鎮静の比較

| | 間欠的鎮静 | 持続的鎮静 | |
| --- | --- | --- | --- |
| | | 調節型鎮静 | 持続的深い鎮静 |
| 最終的な目的 | 苦痛の緩和 | 苦痛の緩和 | 苦痛の緩和 |
| 最終的な目的を達成するために当面の目的とすること | 一定期間（通常数時間）の意識の低下／就眠 | 耐えられる程度になるまでの苦痛の緩和（結果として意識が低下する場合もしない場合もある） | 深い鎮静（深い鎮静でなければ苦痛が十分に緩和されないという見込みを前提としている） |
| 指標と手段 | 一定期間の就眠を指標として，間欠的に鎮静薬を投与する | 苦痛の程度（例えば，STAS ≦2）を指標として，持続的に鎮静薬を少量から投与する | 意識水準（深い鎮静，例えば RASS＝−4）を指標として，持続的に鎮静薬を投与する |
| 背景にある考え方 | 一時的でも苦痛を感じない時間を確保することが患者の利益になる | できるだけコミュニケーションがとれる状態を確保しながら，苦痛を最大限緩和することが患者の利益になる | コミュニケーションがとれなくなっても，苦痛を確実に取り除くことが患者の利益になる |
| 対象となる状態（例） | せん妄や呼吸困難，痛み（間欠的に苦痛が強い場合） | せん妄や呼吸困難，痛み（持続的に苦痛が強い場合） | 致死性の消化管穿孔・肝出血などによる鎮痛薬が無効な非常に強い痛み，窒息・気道出血などによる非常に強い呼吸困難，すでに間欠的鎮静や調節型鎮静が試みられたが十分に緩和しないまたは緩和しないことが予測される非常に強いせん妄・呼吸困難 |

STAS: Support Team Assessment Schedule, RASS: Richmond Agitation-Sedation Scale
〔日本緩和医療学会（編）：がん患者の治療抵抗性の苦痛と鎮静に関する基本的な考え方の手引き 2018年版．p.12，金原出版，2018より転載〕

## 表14│持続的鎮静の2つの方法とメリットとデメリット

| | メリット | デメリット |
| --- | --- | --- |
| 調節型鎮静 | コミュニケーションできる可能性がある | 苦痛緩和が十分に得られない可能性がある |
| 持続的深い鎮静 | 確実な苦痛緩和が得られる可能性が高い | コミュニケーションできなくなる（意図されている） |

原則的には調節型鎮静を優先して考慮し，持続的深い鎮静の使用は限定的である。
〔日本緩和医療学会（編）：がん患者の治療抵抗性の苦痛と鎮静に関する基本的な考え方の手引き 2018年版．p.19，金原出版，2018より転載〕

手術や集中治療のように治療中に鎮静を行い，その後改善が期待される状況での鎮静とは異なり，病状が進行したことによる治療抵抗性の苦痛に対する鎮静は常に倫理的妥当性が議論される。例えば，鎮静の対象となる変化が本当に治療抵抗性なのか？ を評価することは非常に重要である。持続的深い鎮静を行うと家族と対話することができなくなる。これはQOLを高めることを目的とする緩和ケアとしては，望ましいものではない。他の苦痛緩和の手段がなく，鎮静が相応しいと判断されることが必要である。そこには本人の意思（話せなければ推定される意思）と家族の意向，鎮静という苦痛緩和の手段が整合していることも必要である。これらの治療方針の決定は，医療チームの合意のもとに行う必要があり，可能であれば医師以外の多職種および専門家と議論の上決定することが重要である。鎮静を考慮する際に，医療チームが患者および家族へ説明を検討するべき情報を示す（**表15**）[14]。救急外来において，これらの手順を多職種で検討することは難しい。まずは施設ごとに「緩和困難な苦痛の判断」と「緩和的鎮静の妥当性」を救急スタッフのみで行うのではなく，緩和ケア専門家などの専門スタッフに相談できる体制を構築するところから始めることが必要である。

**表15 | 鎮静薬の持続投与にあたって説明を検討するべき情報**

| ▼項目 | ▼具体的な内容 |
|---|---|
| 全身状態 | 身体状況についての一般的説明（根治的な治療法がないこと，予測される状態と生命予後など） |
| 苦痛 | 耐えがたく治療抵抗性の苦痛の存在，苦痛の原因，これまで行われた治療，鎮静以外の方法で苦痛緩和が得られないと判断した根拠（専門家へのコンサルテーションの結果など） |
| 鎮静の目的 | 苦痛の緩和であること。調節型鎮静では，苦痛の強さを指標として鎮静薬の投与量を調節するため，結果として患者の意識は低下することもしないこともありうる。持続的深い鎮静では，患者の意識そのものが深い鎮静状態になるように鎮静薬の投与量を調節する |
| 鎮静の方法 | 鎮静薬を目的にあった投与方法で調節して使用すること |
| 鎮静が与える影響 | 予測される意識低下の程度，精神活動・コミュニケーション・経口摂取・生命予後に与える影響，合併症の可能性 |
| 鎮静後の治療やケア | 苦痛緩和のための治療やケアは継続されること，患者・家族の希望が反映されること，状況に応じて中止することができることなど |
| 鎮静を行わなかった場合に予測される状態 | 他の選択肢，苦痛の程度，予測される生命予後 |

〔日本緩和医療学会（編）：がん患者の治療抵抗性の苦痛と鎮静に関する基本的な考え方の手引き 2018年版. p.72, 金原出版, 2018より転載〕

わが国の緩和ケアにおいて，苦痛緩和目的の鎮静で最も多く用いられるのがベンゾジアゼピン系の薬剤でミダゾラムがその代表である。調節型鎮静では苦痛の強さを指標とし，苦痛が緩和されるまで緩徐に鎮静薬を増量していく。実際に鎮静を行う際のフローチャートと，ミダゾラムの使用例を示す**（図6，表16）**[14]。

# 家族へのケア

　救急外来では，切迫する病状の患者自身への対応が優先され，家族へのケアには十分力を注ぐことができない傾向がある。そこには，救急スタッフ自身が家族ケアの知識に乏しい上にトレーニングを受けていないことや，ケアを提供しにくい多忙な環境であるといったことが影響していると考えられる。しかしながら，緩和ケアの対象は患者本人だけでなく，家族も含むものであり，救急の場でも家族ケアに取り組むことが必要である。

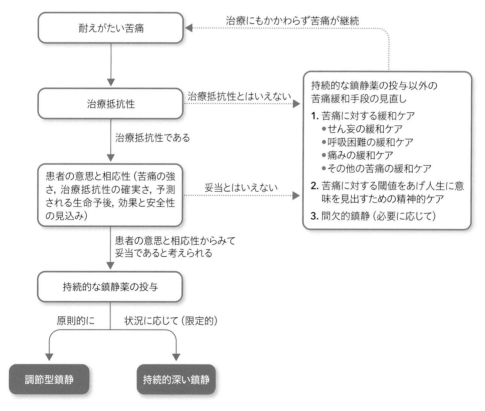

**図6│治療抵抗性の耐えがたい苦痛が疑われた場合の対応についての，
　　　　基本的な考え方のフローチャート**

〔日本緩和医療学会（編）：がん患者の治療抵抗性の苦痛と鎮静に関する基本的な考え方の手引き 2018年版. p.19, 金原出版, 2018より転載〕

| | 調節型鎮静 | 持続的深い鎮静 |
|---|---|---|
| **導入** | ●0.5〜1mg/時間で持続皮下・静注を開始する。投与開始時に0.5〜1mg程度の早送り*を行ってもよい<br><br>●15〜30分ごとを目安に，目標（苦痛緩和）が得られているかと，全身状態の変化を評価する<br><br>●苦痛緩和が得られない場合は，0.5〜1mg程度の早送り*を行い，持続投与量を数時間ごとに30〜50%を目安に増量する。患者の状況によっては，早送りのみを行い持続投与量は増量しないで経過をみる | ●ローディングドーズ†として3〜5mg/時間で持続皮下・静注を開始する。ローディング時間（通常は数時間）を待てないくらいに患者の苦痛が切迫している場合には，投与開始時に0.5〜1mg程度の早送り*を行ってもよい。苦痛が軽減できない場合，2〜5分程度をあけて0.5〜1mgの早送り*を苦痛が緩和するまで繰り返し行ってもよい。その際の総量は2〜3mg程度を目安とする<br><br>●15〜30分ごとを目安に，目標（深い鎮静）が得られているかと，全身状態を評価する<br><br>●深い鎮静が得られない場合は，0.5〜1mg程度の早送り*を行い，持続投与量を数時間ごとに30〜50%を目安に増量する。患者の状況によっては，5mg/時間まで増量する<br><br>●目的とする鎮静レベルに到達すれば，持続投与量を1/2〜1/3に減量して継続する（ローディングの終了） |
| **維持** | ●いったん苦痛緩和が得られた場合は，数時間ごとに評価を行う<br><br>●苦痛緩和が不十分な場合は，持続投与量を数時間ごとに30〜50%を目安に増量し，場合によっては0.5〜1mg程度の早送り*を行ってもよい<br><br>●苦痛緩和が得られたが鎮静が深くなりすぎた（鎮静を浅くすることが適切と考えられた）場合，持続投与量の減量，中止を行う。場合によっては，拮抗薬（フルマゼニル）の投与を検討する | ●いったん深い鎮静が得られた場合は，数時間ごとに評価を行う<br><br>●鎮静が不十分になった（深い鎮静が得られなくなった）場合は，持続投与量を数時間ごとに30〜50%を目安に増量し，場合によっては0.5〜1mg程度の早送り*を行ってもよい<br><br>●苦痛緩和が得られたが鎮静が深くなりすぎた（鎮静を浅くすることが適切と考えられた）場合，持続投与量の減量，中止を行う。場合によっては，拮抗薬（フルマゼニル）の投与を検討する<br><br>●深い鎮静を目的として鎮静薬の投与を開始したが，鎮静薬を調節する過程で十分な苦痛緩和が得られた場合には，目的を持続的深い鎮静ではなく調節型鎮静に変更することを検討する |

ミダゾラムの投与方法の例を調節型鎮静と持続的深い鎮静に分けて記載している。調節型鎮静でのみ鎮静薬の投与量の調節が必要で，持続的鎮静では投与量の調節が必要ないという意味ではない。持続的深い鎮静においても調節が必要である。深い鎮静状態に導入・維持することだけに注目するのではなく，患者の状態や苦痛の程度にあわせて鎮静薬を調節して投与する。苦痛が再燃しない範囲で鎮静薬を減量できないかを常に検討することが必要である。維持量は0.2〜5mg/時間（通常1〜2 mg/時間）である。

持続的深い鎮静の使用例として想定したのは，窒息や気道出血などの緊急時にできるだけ速やかに深い鎮静に導入するような場面であり，その方法の一例を示している。深い鎮静の適応と考えられる場合でも，緊急ではない場合にはより少量の投与量で十分な鎮静を得られる場合がある。

ミダゾラムは本来体重あたりの投与を書くことが一般的であるが，使いやすさを重視して /kg ではなく /body で表記した。

＊ 静注の場合，早送りは1分程度かけて緩徐に投与する。早送り後5分間は慎重に観察する。患者の状態を観察しながら早送り量を調節する。

† ローディングドーズは，目的とする治療効果が得られたあとに減量することを前提としている。ローディング開始から投与量が適切かを判断するまでの期間は，特に注意深く観察する必要がある。

〔日本緩和医療学会（編）：がん患者の治療抵抗性の苦痛と鎮静に関する基本的な考え方の手引き 2018年版．p.79, 金原出版，2018より転載〕

## 表17 | 遺族が医療者に望むケア

| ▼遺族が望むケア | ▼頻度（%） |
|---|---|
| 以前と同じように接する | 94 |
| 患者が何を言いたいかを理解するよう努める | 88 |
| 家族に思いやりをもって接する | 86 |
| 日々の起こりうる経過について説明する | 86 |
| 患者の主観的世界を否定することなく尊重する | 83 |
| せん妄への対応について家族と相談する | 75 |
| 認知症は心の病気でないことを説明する | 72 |
| 家族と共にその場にいる | 71 |
| 話せるうちに，家族と会うことをすすめる | 68 |
| せん妄が広く生じうる事象であることを説明する | 66 |

〔Morita T, Akechi T, Ikenaga M,et al: Terminal delirium: recommendations from bereaved families' experiences. J Pain Symptom Manage,34（6）:579-89, 2007より引用〕

　予想外の症状悪化が原因で救急外来を受診する患者と家族の多くは，症状や今後の見通しへの強い不安を抱いている。そのため，緊急対応が落ち着いた段階で，家族と患者の状況を共有し，症状を安定化させることができたことを明確に伝える。また，不安な気持ちをもつことは当然であり，これからどうするかを一緒に考える準備があることなどを伝える。

　痙攣や大量出血のような心理的負担の強い病状変化を経験した家族に対しては，特段の配慮が必要である。大量の出血を目にすることは，家族にとっても非常につらい経験となる。出血が目立たないように，暗緑色のタオルなどで患者やベッドを覆うといったケアの工夫は，家族への侵襲を軽減させるかもしれない。

　せん妄も，家族につらい気持ちを引き起こす症状である。家族にとって大切な患者が，人格が変わってしまったかのように感じ，家族の介護負担を増大させる。また，家族はせん妄に関する知識をもちあわせておらず，戸惑いとともに，強い悲嘆を感じることが多い。そのため家族には，せん妄が患者の身体状況の変化により出現している症状であること，よく経験する症状であること，家族に求められる患者への対応方法などを説明する必要がある。緩和ケア領域での遺族調査からは，せん妄を呈した患者の遺族が医療者に望むケアが**表17**のように示されている[32]。

　自殺や外傷など，救急外来は若年者を含めた予想しない突然の死別を家族が経験する場でもある。わが国で遺族へのケアに組織的に取り組んでいる施設は多くなく，救急医

療の現場で発生する死別へのケア体制をどのようにつくっていくかは今後の課題である。

参考文献

1）McEwan A,Silverberg JZ: Palliative care in the emergency department.Emerg Med Clin North Am,34（3）:667-85,2016.

2）Campbell ML:Caring for dying patients in the intensive care unit: managing pain, dyspnea, anxiety, delirium, and death rattle. AACN Adv Crit Care. 2015 Apr-Jun;26（2）:110-20; quiz 121-2,2015.

3）Delgado-Guay MO, Kim YJ, Shin SH, et al.: Avoidable and unavoidable visits to the emergency department among patients with advanced cancer receiving outpatient palliative care. J Pain Symptom Manage,49（3）:497-504,2015.

4）Quest TE, Marco CA, Derse AR: Hospice and palliative medicine:new subspecialty, new opportunities. Ann Emerg Med,54: 94-102, 2009.

5）Arslan D, Koca T, Akar E, et al.:Cancer pain prevalence and its management. Asian Pac J Cancer Prev,15（20）:8557-62,2014.

6）WHO Guidelines for the Pharmacological and Radiotherapeutic Management of Cancer Pain in Adults and Adolescents.World Health Organization, 2018.

7）日本緩和医療学会（編）:がん疼痛の薬物療法に関するガイドライン 2020年版．金原出版，2020.

8）Morita T, Tsunoda J, Inoue S, et al.:Effects of high dose opioids and sedatives on survival in terminally ill cancer patients. J Pain Symptom Manage,21:282–9, 2001.

9）Blendon RJ, Benson JM: The Public and the Opioid-Abuse Epidemic. N Engl J Med,378（5）:407-11, 2018.

10）Olfson M, Rossen LM, Wall MM, et al.: Trends in Intentional and Unintentional Opioid Overdose Deaths in the United States, 2000-2017.JAMA,322（23）:2340-2,2019.

11）日本ペインクリニック学会（編）:非がん性慢性疼痛に対するオピオイド鎮痛薬処方ガイドライン 改訂第2版.真興交易医書出版部，2017.

12）日本集中治療医学会 J-PAD ガイドライン作成委員会:日本版・集中治療室における成人重症患者に対する痛み・不穏・せん妄管理のための臨床ガイドライン．日集中医誌，21:539-79，2014.

13）Kittelson SM, Elie MC, Pennypacker L: Palliative care symptom management. Crit Care Nurs Clin North Am,27（3）:315–39, 2015.

14）日本緩和医療学会（編）:がん患者の治療抵抗性の苦痛と鎮静に関する基本的な考え方の手引き 2018年版．金原出版，2018.

15）日本緩和医療学会（編）:がん患者の呼吸器症状の緩和に関するガイドライン 2016年版．金原出版，2016.

16）Kako J, Sekimoto A, Ogawa A, et al.: Effect of fan for dyspnea in terminally ill cancer patients：Case series study. Palliat Care Research,10（1）:147-52 2015.

17）日本緩和医療学会（編）:がん患者の消化器症状の緩和に関するガイドライン 2017年版．金原出版，2017.

18）Laval G, Marcelin-Benazech B, Guirimand F,et al.: Recommendations for bowel obstruction with peritoneal carcinomatosis.J Pain Symptom Manage,48（1）:75-91,2014.

19）Cherny NI, Fallon MT, Kaasa S, et al.（Eds.）:Oxford Textbook of Palliaitive Medicine（5th ed）. Oxford University Press, 2015.

20）Gagnon B, Mancini I, Bruera E,et al.: Palliative management of bleeding events in advanced cancer patients. J Palliat Care,14（4）:50-4,1998.

21）Prommer E: Management of bleeding in the terminally ill patient. Hematology,10（3）:167-75,2005.

22）Harris DG, Noble SI:Management of terminal hemorrhage in patients with advanced cancer: a systematic literature review. J Pain Symptom Manage,38（6）:913-27,2009.

23）日本精神神経学会（日本語版用語監修），髙橋三郎，大野 裕（監訳）:DSM-5 精神疾患の診断・統計マニュアル．医学書院，2014.

24）Meagher D, Moran M, Raju B, et al.: A new data-based motor subtype schema for delirium. J Neuropsychiatry Clin Neurosci,20（2）:185-93,2008.

25）Wong CL, Holroyd-Leduc J, Simel DL, et al.: Does this patient have delirium?: value of bedside instruments. JAMA,304（7）:779-86,2010.

26) Hofherr ML, Abrahm JL, Rickerson E: Dexmedetomidine: a novel strategy for patients with intractable pain, opioid-Induced hyperalgesia, or delirium at the end of life. J Palliat Med, 23(11): 1515-7, 2020.

27) Thompson AJ, Toosy AT, Ciccarelli O:Pharmacological management of symptoms in multiple sclerosis: current approaches and future directions. Lancet Neurol,9 (12) :1182-99,2010.

28) O'Brien T, Kelly M, Saunders C:Motor neurone disease: a hospice perspective. BMJ,304 (6825) :471-3,1992.

29) 日本緩和医療学会 (編)：がん疼痛の薬物療法に関するガイドライン 2014年版. 金原出版, 2014.

30) 日本神経学会 (監修)：筋萎縮性側索硬化症診療ガイドライン 2013. 南江堂, 2013.

31) Moens K,Higginson IJ, Harding R;EURO IMPACT.: Are there differences in the prevalence of palliative care-related problems in people living with advanced cancer and eight non-cancer conditions? A systematic review. J Pain Symptom Manage, 48 (4) :660-77, 2014.

32) Morita T, Akechi T, Ikenaga M,et al: Terminal delirium: recommendations from bereaved families' experiences. J Pain Symptom Manage,34 (6) :579-89, 2007.

（柏木秀行）

# POLST（Physician Orders for Life Sustaining Treatment）
## ——患者の意向に沿った人生の最終段階をかなえるために

　本書では治療・ケアのゴールの話し合いと意思決定，アドバンス・ケア・プランニング（ACP）が緩和ケアに重要であることが繰り返し述べられている。ACPで重要なのは話し合いのプロセスであるといわれるが，それだけでは不十分なことがある。代理意思決定者がその場にいない場合があるから，というのがその一番大きな理由である。

　そもそもACPの基盤になる概念は，「患者の意向を尊重したケアを行う」ことである。したがって，患者に十分な意思決定能力があれば，その時に詳しく話せばよいということになる。しかしながら，救急・集中治療を受ける患者や人生の最終段階にある患者の多くは，意思決定能力が十分ではない状態になる。そのため，どのように自分が人生の最終段階を過ごしたいか，何が大切で，どんな生活をすることを望んでいて，どんな治療やケアを受けたいかについて，患者と代理意思決定者（重要他者であることが多い）があらかじめ話し合っておくことが重要になるわけである。筆者自身は，ACPの重要な目的の1つは，「患者が，代理意思決定者とこれからのことを話し合って，十分に話し合ったと思える，これで任せておけば安心だと感じる」ことなのだと思う。

## 話し合いがなされていても，伝わらなければ実現できない

　しかしながら問題は，常に代理意思決定者が患者本人と一緒にいるかわからないことである。

　ここで筆者が経験したマサルさん（仮名）の事例を挙げたい。マサルさんはパーキンソン病の患者であり，家族と今後の過ごし方について十分に話し合いがなされていた方だった。マサルさんは，もう十分に生きたので，家で最期を迎えたい，病院にはもう入院しない，と話していた。しかし，マサルさんはショートステイ先で発熱し血圧低下，ショック状態となり，家族と連絡がつかずそのまま近くの病院に搬送された。呼吸状態が不安定だったため，気管挿管され人工呼吸管理となった。尿路感染症に伴う敗血性ショックと診断され，肺炎も合併していた。ICUで治療を受けたが，意識が戻らぬまま1週間後に永眠した。家族は，「あれだけ話し合っていたのに」と，とても後悔された。

　この事例でもわかるように，いくら患者と代理意思決定者が十分に話し合っていても，その内容が文書などを通じて，他の家族や，主治医をはじめとする医療従事者に共有されなければ，役に立たないことをしばしば経験する。このようなケースは，患者とその家族，医療従事者にとっても決して望ましいものではない。患者は複数の医療・福祉施

161

設を利用していることが多いため，家族や主治医だけでなく地域で患者の意向を共有する取り組みが求められている。

## 患者が望まない治療を減らすためにできること：日本版POLST

この取り組みの代表的なものが，米国におけるPOLSTである。POLSTは患者が「生命を脅かす疾患」に直面し，人生の最終段階にあることを想定して，人生の最終段階においてどのような生命維持治療（心停止時の蘇生を含む）の方針を取るかについて，話し合いの結果を医師の指示の形で作成し，共有するものである。実際の書式や運用方法などは，日本臨床倫理学会のホームページ[1]を参照していただきたい。

POLSTのポイントは，患者が人生の最終段階にあることが前提になっており，その書式が医師によって作成されることにあると考えている。このような取り組みは，患者の意向に沿った人生の最終段階の医療を進めるために重要であり，患者が望まない生命維持治療の実施の減少や，同じく患者の望まない施設や在宅からの救急搬送の減少につながる可能性がある。POLSTそのものである必要はないが，患者のQOL，QOD（Quality of Death）の改善のために日本版POLSTの普及を筆者は強く望んでいる。

参考文献
1）日本臨床倫理学会：日本版POLST（DNAR指示を含む）作成指針，2015.
　　http://square.umin.ac.jp/j-ethics/workinggroup.htm　（アクセス日：2020年7月1日）

（木澤義之）

Chapter | 6

生命維持治療の中止と
その後に行うべき緩和ケア

# はじめに

　本章は，筆者の米国における外科集中治療フェローシップ中の生命維持治療中止の臨床経験をもとに，日本の現状に対比させて述べるものである。

　欧米では，集中治療室(ICU)での死亡の多くは，生命維持装置の差し控え(withhold)や中止(withdraw)の後に生じていることがわかっている[1-4]。Prendergastらが1998年に発表した，全米131のICUに入室した5,910人の患者を対象にした調査によると，ICU内死亡のうち，完全な蘇生(full resuscitation)の末に亡くなるケースは半分以下であり，むしろ，治療差し控え・中止後に死亡するケースが大半を占めていたため，ICUで死にゆく患者に対する治療の標準化の必要性が浮き彫りにされた(**図1**)[3]。

　北米においては，ICUで生命維持装置を終了する場合のガイドラインがいくつか存在している[5-7]。いずれも，生命維持装置終了までの意思決定やその後のケアに関して言及するものである。米国では法的整備がなされているため，このようにガイドラインとして明言化しやすいものと思われる。

　一方，日本でも，超高齢社会化に伴い，もともと人生の最終段階に差し掛かっていた高齢者が救急室やICUで最期を迎えることが診療のかなりの部分を占めるようになってきている。日本では，そういった現状の中，2014年には日本救急医学会，日本集中治療医学会，日本循環器学会の3学会による「救急・集中治療における終末期医療に関するガイドライン〜3学会からの提言〜」[8]（以下，3学会からのガイドライン）が発行された。また，厚生労働省は2007年に「人生の最終段階における医療・ケアの決定プロセス

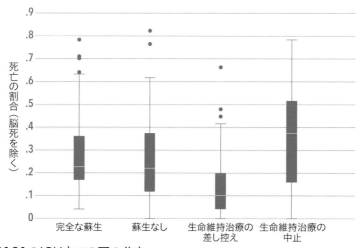

**図1 | 全米131のICU内での死の分布**

〔Prendergast TJ, Claessens MT, Luce JM：A national survey of end-of-life care for critically ill patients. Am J Respir Crit Care Med, 158（4）:1163-7, 1998より引用〕

に関するガイドライン（以下，プロセスガイドライン）」の第1版を，2015年に改訂版，最新の改訂版を2018年3月に発表した[9]。「3学会のガイドライン」や「プロセスガイドライン」は，人生の最終段階の意思決定に至るまでのガイダンスを示しているものの，いざ，生命維持装置を終了すると意思決定された後のガイドラインは存在しない。

# 米国での生命維持装置中止決定までの道のり

## 1 │ 生命維持装置差し控え・中止に関して話し合う

　ICUに入室する患者の実に95%は，重篤な状態ゆえに自分で意思決定できる状況ではない[10]。そんな中，医療者は原疾患に応じて，患者個人の価値観と目指すゴールに関して理解するように努力すべきである。また，達成可能なゴールと，達成不可能なゴールに関して，明確に区別する必要がある。すなわち，痛みや侵襲から解放されることや人工呼吸器依存の長期化を避けることなどは到達できるゴールといえるが，完全に健康な状態に戻ることや，回復の見込みがないのに延命することは，非現実的で達成不可能なゴールといえる。

　このように，ICUでは死が差し迫った患者を診療しているにもかかわらず，ゴール設定のための人生の最終段階における話し合い（End of Life Discussion　以下，EOLD）は得てして遅れがちである。遅れる要因として，予後が不確かであり話しにくい，家族が「侵襲的な治療を制限する」ことを「ケアを制限する」ことと混同するのを恐れる，倫理的もしくは心理的に難しい話題である，といった点が挙げられる。

　EOLDの遅れは，患者にとって望まない人生の最終段階を導きかねない。したがって，ICU入室後，患者家族とはなるべく早く（48時間以内に）話し合いの場を設けるべきであるとされている。まず病状を説明し，患者元来の価値観や嗜好に関して聞いておく。そして患者家族の感情に寄り添うサポートを提供し，信頼関係を築くことが肝要である[11-13]。

　ICU入室後，治療により患者の目指すゴールを達成することができないと思われる時や，患者の目指すゴールに達するまでの治療期間や治療の侵襲度が許容範囲外（つまり，治療することのメリットをデメリットが上回る時）であるとわかっている時，生命維持装置の差し控えや中止が検討されるべきである。その時，決して「ケアの中止」と「生命維持治療の中止」を混同してはならない。

## 2 │ 生命維持装置中止に関する倫理的誤解

　法的整備がなされている米国においてですら，生命維持装置中止に関する倫理的誤解

が存在している[5]。

1つ目は「生命維持装置中止は患者を見捨てることになる」という誤解である。この誤解は，生命維持装置の使用をやめたとしても，症状緩和のためのケアは継続するため，患者を見捨てることにはならない，ということが伝わっていない場合に生じる。

2つ目は「生命維持装置中止は"善行（beneficence）"の原則に反する」という誤解である。ここでいう「善行」とは，医療倫理の4原則の1つであり（→p.110），臨床家が患者の幸福を促進するために行動を起こすことを指す。重症患者においては，生命維持装置中止は，患者が「そんな状況になるなら死んだほうがましだ」と思うような状況で延命させるよりも，患者の価値観や嗜好に沿った最期の過ごし方を選択してもらうという点で，「善行」にあたると考えることができる[14-16]。一般的に，「命をながらえ死を防ぐ」ことが自分の使命であると信じきっている医療者には，生命維持装置中止は「非善行」と受け取られるかもしれないが，医療者側は医療に限界があること，そして，患者が望まない延命治療を継続することは「そんな状況になるなら死んだほうがましだ」と思うくらいの苦痛を与えていることを認識すべきである。

3つ目は「生命維持装置差し控えと中止は違う」という誤解である。米国や英国では，「差し控え」と「中止」は同義であると考えられている。その背景として，まず，「差し控え」と「中止」を区別することに倫理的な意味がないから，というところがある。さらに，「差し控え」は許されても「中止」が許されないとなると，患者は治療の早期に"all-or-nothing"の決断を迫られることになるからである[14]。実際，この現象は日本の救急医療の現場でよくみられる。日本では，ことに「中止」に関する法的懸念が現場で払拭されておらず，医療者側の抵抗が強いため，患者が救急車で搬入されてきたばかりの初療の場面で，「救命か，延命か」という葛藤が生じ，超急性期の緊迫した現場で「挿管するか，しないか」といった決断を無理やりしようとするようなケースがみられることがある。ともすれば，救命できるはずの患者にそのチャンスが与えられない危険性すらあり，これは「中止」を安心して提供できないゆえに生じている弊害であると筆者は考えている。

4つ目は「死にゆく患者に鎮静・鎮痛薬を投与することは，死を早めるかもしれないので非倫理的である」というものである。生命維持装置を中止する際，患者や患者家族にとって最も心配なことは，疼痛や呼吸困難などの苦痛が適切に治療されないことである。臨床家は，場合によっては死が早まる可能性があっても，死にゆく患者の苦痛を治療する義務がある。ここで知っておきたい倫理的概念に，"principle of double effect（PDE）"がある。すなわち，生命維持装置中止後にオピオイドを使用して呼吸困難を緩和させた結果（意図的），死が早まること（非意図的）は正当化されるというものである。PDEに当てはまらない例としては，患者にカリウムを静脈注射すれば死が早まるので（意図的），結果として患者の苦痛も早く消失する，といった考え方であり，当然，この

考え方は正当化されるものではない[17]。

# 生命維持装置中止決定までに生じる葛藤

　生命維持装置中止の決定に至るまでに，医療者と家族間で，医療者チーム間で，または家族同士で葛藤が生じることは珍しいことではない[18-20]。葛藤の原因として，第1に，効果的なコミュニケーションの欠如[21-23]，第2に感情的なサポートの欠如[24]，第3に価値観の葛藤が挙げられる[25, 26]。感情的にも難しい決断をする場面ではあるが，医療者と家族で話し合いを重ねることで，96%の確率で，治療プランに関して合意に至ると報告されている[27, 28]。倫理コンサルテーション，緩和ケアコンサルテーションが葛藤の解消に有用であるという報告もある[25]。

　また，多職種チーム（緩和ケア，ソーシャルワーカー，牧師などの聖職者）による心理的なサポートも肝要である。患者のかかりつけ医に介入してもらう場合もある。

# 生命維持装置中止の実際

　いざ，患者家族が生命維持装置中止を選択した場合，死にゆく患者の家族をサポートするために行うべきことがある。第1に，家族に患者が亡くなっていく過程がどのようなものかを説明し，心の準備をしてもらう必要がある。生命維持装置中止から死までの時間に，どのような身体の変化（例えば，呼吸パターン）が起こるかなどに関しても説明しておく。第2に，家族に聖職者やソーシャルワーカーなど，心理的サポートをしてくれる職種に会うことをすすめる[5]。第3に，生命維持装置中止前に，患者にお別れを告げたり，患者の人生を振り返るのに十分な時間を与えることも重要である[29]。

## 1 │ 準備

　まず，生命維持装置中止前に確認すべき項目がある。まず，診療録に，DNR(DNAR)オーダーが記載されていることを確認する。次に，鎮静・鎮痛薬がベッドサイドにあることを確認する。モルヒネ，フェンタニル，ロラゼパムなどが使用される。さらに，症状緩和につながらない治療介入は原則として終了する。すなわち，採血やX線などの検査，抗菌薬や昇圧剤といった薬物，栄養，点滴，透析などの介入，バイタルサインのモニター類，筋弛緩薬などは中止する。

## 2 │ 中止の方法

呼吸不全などが原因で人工呼吸器依存となっていた患者で，高度のサポート設定だった人工呼吸器を中止する場合，10分から30分かけて，徐々に呼吸器設定を下げて自発呼吸へと移行する"terminal weaning"を行う。その際，患者に苦痛を与えないように，オピオイドや鎮痛薬を適量投与しながら行う。

　脳神経系疾患などで人工呼吸器依存となっていた患者で，低い人工呼吸器設定だった場合，呼吸器設定のweaningをする必要はないため，鎮静・鎮痛の症状コントロールの準備をした上で，抜管をする。この手法は一見，いきなり抜管するので，患者家族や医療者に精神的ストレスを与えるのではないか，と思われるかもしれない。しかしながら，研究によれば，この手法は家族の精神的ストレスには関連しないといわれており，むせなどの症状は出やすいが薬剤などで対応が可能であり，看護師のケアの負担は減るとされている[30]。

## 3 抜管時のマネジメント

　呼吸困難の程度をモニタリングしながら，人工呼吸器設定を15分から30分かけて下げていく。呼吸困難などの症状に対して，オピオイド（モルヒネまたはフェンタニル）静脈注射を使用する。抜管してすぐに呼吸困難の症状が出ることもあるため，抜管前からの薬剤使用も考慮すべきである[31]。投与量に上限はない。オピオイド投与量を増量する時は，必ず患者を診察し，症状緩和に十分な量だけ増量し，呼吸抑制をきたすほどの過量投与にならないように留意する必要がある。抜管前に予測される呼吸困難に対して，オピオイドを追加投与する。抜管時に上気道閉塞をきたすことがあるので，短時間作用型のオピオイドを投与できるように準備しておく。薬効が出るまで，下顎挙上などで気道を開通させることもある。

## 4 抜管から死までの時間

　症状のアセスメントと症状緩和のための治療を継続しながら，家族の悲しみの感情をサポートし，患者に変化が生じれば，家族にその情報を伝える。オピオイドのみで症状緩和が困難な場合，苦痛緩和のための鎮静が必要となる場合もある。

　患者家族の悲しみをケアするために，米国では疾患にかかわらず，緩和ケアチームにコンサルテーションすることも可能である。緩和ケアコンサルテーションは，患者家族のみならず，重症患者を治療した末に失うというストレス下にある医療者を対象として行われることもある。

　Cookeらによる，米国ワシントン州14施設のICU入室後に死亡した1,500人の患者の解析では，抜管から死までの時間の中央値は0.9時間と報告されている（**図2**）。死までの時間が短くなる因子として，非白人，機能不全となった臓器の数，昇圧剤使用中，点滴使用中，外科入院中の患者が挙げられた[32]。

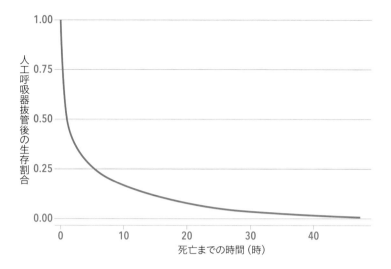

**図2│抜管から死までの時間を示すカプランマイヤー曲線**

〔Cooke CR, Hotchkin DL, Engelberg RA, et al.: Predictors of time to death after terminal withdrawal of mechanical ventilation in the ICU. Chest, 138（2）:289-97, 2010より引用〕

## 5 │ 生命維持装置中止後の症状コントロール

　生命維持装置中止から死までの時間に，症状コントロールのために用いる主な薬剤について述べる。大きく分けて，鎮痛・呼吸困難症状緩和に使用する薬剤，鎮静薬，抜管後の気道分泌物を抑制するための薬剤が挙げられる。

### ●鎮痛

　抜管後の疼痛と呼吸困難に対して使用される頻度が最も高いのは，オピオイドである（**表1**）。主に，モルヒネ注射用製剤の持続点滴投与が用いられる。モルヒネは半減期が短いため，抜管後から死までの比較的短い時間の症状緩和に用いるのに適している。非がん患者であり，これまでオピオイド投与を受けたことない患者は，初回投与量は少量から開始し，反応をみながら量を調整する。高齢者に対しても少量から開始する。それとは反対に，がん患者でもともとオピオイド投与を受けていた患者に対しては，もともと投与されていた量の1から1.5割増しの量で開始しないと効果が出ない場合がある[33]。

### ●苦痛緩和のための鎮静

　前記の方法でも疼痛や呼吸困難がコントロールできない場合や，不穏やせん妄などの症状が出現した場合，苦痛緩和のための鎮静を行うことを考慮する[33]。

　ベンゾジアゼピン系薬の一種であるミダゾラムは，苦痛緩和のための鎮静薬として最もよく処方されている。効果出現が早く，半減期が短いため，急性期のセッティングで

## 表1│疼痛と呼吸困難に対して使用されるオピオイド

| 薬品名 | | | | |
| --- | --- | --- | --- | --- |
| 等価となる用量 | 初回投与量の例<br>(オピオイド未使用者) | 血清半減期<br>(時間) | 薬効時間<br>(時間) | 備考 |
| **フェンタニル** | | | | |
| 0.1mg<br>(100μg)<br>IV/SQ | 15〜50 μg<br>IV (静注) または<br>SQ (皮下注)<br>1〜2時間ごと | 7〜12 | 0.5〜1<br>(IV)<br>1〜2<br>(SQ) | ●複数回投与後，鎮痛効果は延長する<br>●持続点滴もしくは皮下持続投与できる |
| **ヒドロモルフォン** | | | | |
| 2mg<br>IV/SQ | 0.3〜1 mg<br>IV 2〜4時間ごと<br>またはSQ | 2〜3 | 3〜4 | ●少量で効果が強いため，皮下注射で<br>使用しやすい<br>●持続静脈投与や皮下持続投与できる<br>注) 日本ではナルベイン®注2mg。適応はがん性<br>疼痛のみ |
| **メサドン** | | | | |
| 10mg<br>IV/SQ | 1.25〜5 mg<br>IV/SQ<br>4〜8時間ごと | 12〜150 | 3〜4 | ●複数回投与後，鎮痛効果は延長する<br>注) 日本ではメサドンの注射薬は未発売 |
| **モルヒネ** | | | | |
| 10mg<br>IV/SQ | 2〜5 mg<br>IV 2〜4時間ごと<br>2〜10 mg<br>SQ 3〜4時間ごと | 2〜3 | 3〜4 | ●持続静脈投与や皮下持続投与できる<br>●活性代謝物が腎排泄であるため，腎<br>不全患者への投与は避けるか，もしく<br>は減量して用いる<br>●代謝物の蓄積により過鎮痛となったり<br>他の神経症状が出現する場合がある |
| **オキシモルフォン** | | | | |
| 1mg<br>IV/SQ | 0.5 mg<br>IV 4〜6時間ごと<br>0.5〜1.5 mg<br>SQ 4〜6時間ごと | 7〜9 | 3〜6 | 注) 日本ではオキシモルフォンの製剤は未発売 |

〔Harman SM, Bailey FA：Palliative care：The last hours and days of life. UpToDate®より一部改変〕

使用しやすい。ロラゼパムもベンゾジアゼピン系薬の一種であるが，作用開始までの時間と半減期がミダゾラムより長く，調整しづらいこともあり，筆者の経験上，抜管後の鎮静として一般的には使用されていない（**表2**）[34]。鎮静開始後も症状緩和のために用いているオピオイドなどの薬剤は減量・中止せずに継続することが原則である。

　抜管後の苦痛緩和のための鎮静を目的とした薬剤は持続点滴で投与し，症状が十分改善するまで徐々に増量していく。症状のbreakthroughのために，ボーラス投与をした上での持続点滴開始が効果的である。抜管後から死までの時間は比較的短いため，この間はいかに患者に苦痛を与えず，患者のcomfort levelを維持できるようにマネジメントするかが肝要となる。したがって，ルーチンのバイタルサインのモニタリングなどは行わず，患者の症状と呼吸回数のみをモニターする。鎮痛薬の使用時と同様，症状の再発を避けるために，原則として一度増量したものは減量しない[34]。

## 表2 | 苦痛緩和のための鎮静に使用するベンゾジアゼピン系薬

| 薬剤名 | | |
|---|---|---|
| 薬理作用 | 投与量（成人） | 苦痛緩和のための鎮静における役割 |
| **ミダゾラム** | | |
| ●短時間作用型GABAᴀ作用薬<br>●急速な作用発現（2分）<br>●脳神経系への急速移行<br>●効果維持のために持続点滴が必要である | 急性期：1～5 mg（IV），症状が治まるまで5～15分間隔で投与<br><br>持続点滴：1mg/時<br>点滴静注もしくは皮下注射で開始し，症状が治まるまで0.5～5mg/時で増量していく（最大投与量20mg/時）<br><br>"ceiling effect（それ以上投与しても，効果が変わらない現象）"が生じる場合がある | 役割：第一選択薬<br><br>利点：効果出現が早い。水溶性であり，持続皮下注射も可能である。鎮静，抗不安効果の他に，抗痙攣，制吐作用などもある。拮抗薬（フルマゼニル）がある<br><br>欠点：反動で不穏やせん妄が生じることがある。オピオイドと併用して大量投与したり，心拍出量が小さい場合，呼吸停止のリスクがある。数日間の持続点滴投与で，蓄積，過鎮静，耐性出現などのリスクがある<br><br>注）日本での人工呼吸中の鎮静での最大量は0.18mg/kg/時 |
| **ロラゼパム** | | |
| ●中間作用型GABAᴀ作用薬<br>●緩徐な効果発現（10分）<br>●ミダゾラムよりも効果持続時間が長い | 間欠投与：1～4mg点滴静注を2～6時間ごと，または，1～2mg皮下注射を6～8時間ごと<br><br>"ceiling effect"が生じる場合がある | 役割：比較的長期に鎮静が必要となる患者に対して，ミダゾラムの代用として用いる<br><br>利点：鎮静，抗不安効果の他に，抗痙攣，制吐作用などもある。効果持続時間が長いので，間欠投与での管理が可能である。拮抗薬（フルマゼニル）がある<br><br>欠点：効果発現が遅い。それゆえに，効果発現前に増量してしまい，過鎮静につながる場合がある，反動で不穏やせん妄が出現する場合がある。点滴管内に結晶を作ることがある。プロピレングリコール溶剤中毒のリスクがある。数日間の持続点滴投与にて蓄積，過鎮静，耐性出現のリスクがある<br><br>注）日本ではロラピタ®静注2mg，適応はてんかん重積のみ |

〔Cherny N: Palliative sedation. UpToDate®より引用〕

### ●抜管後の気道分泌物を抑制する薬剤

　抜管後，気道分泌物で患者がむせたり，うがい音のようなノイズが生じることがある。それらの現象は，必ずしも患者は苦痛を感じていないとする研究もあるが，患者を看取るために付き添っている家族にとって，大きなストレスになる場合がある[35-37]。気道分泌物による症状を避けるために，患者の体位変換をしたり，点滴を最小限にするなどの工夫をすることもできる。グリコピロレートなどの抗コリン薬を使用する場合もある。しかしながら，うがい音を治療するための薬剤使用の効果はエビデンスに乏しい。2008年に出版されたコクランレビューや，その後に出版されたランダム化比較試験，2つのシステマティックレビューでは，うがい音に対する介入でプラセボより勝るものはなかった[35, 38-40]。**表3**に，気道分泌抑制に用いることのできる薬剤を示す[33]。

**表3｜抜管後に気道分泌物を抑制するために使用する抗コリン薬**

| ▼薬剤名 | ▼投与量（成人） |
|---|---|
| グリコピロレート | 0.2mg皮下注射，4〜6時間ごと<br>または，<br>0.2mg皮下注射1回投与。30分後から，0.6〜1.2mg/日，持続点滴静注または皮下注射開始<br>または，<br>0.1mg 舌下投与，必要に応じて6時間ごと<br>注）日本では未発売 |
| スコポラミン経皮投与 | 1.5mgパッチ貼付，72時間ごと<br>注）日本では未発売。アトロピン，ハイスコ®，ブスコパン®を使用することがある |
| スコポラミン・ブチルブロミド | 20mg皮下注射，4〜6時間ごと<br>または，<br>20mg皮下注射1回投与。30分後から，20〜60mg/日，持続点滴静注または皮下注射開始<br>注）日本では未発売。アトロピン，ハイスコ®，ブスコパン®を使用することがある |
| スコポラミン・ハイドロブロミド | 0.3mg経口または舌下投与，4〜6時間ごと<br>または，<br>0.4〜0.6mg皮下注射，4〜8時間ごと<br>または，<br>0.4mg皮下注射1回投与。30分後から，1.2〜2 mg/日持続点滴静注または皮下注射開始<br>注）日本では未発売。アトロピン，ハイスコ®，ブスコパン®を使用することがある |

〔Harman SM, Bailey FA：Palliative care：The last hours and days of life. UpToDate®より一部改変〕

# 筆者所属施設での現状

　筆者の所属する帝京大学医学部附属病院高度救命救急センターは，東京都内で最多となる年間約2,500件の三次救急搬送を受け入れており，その患者の約4割が75歳以上の高齢者である。75歳以上の患者の院内死亡率は60％に上り，その半分が初療室で死亡，3分の2が入院翌日までに死亡している。このように人生の最終段階にある高齢者をICUで看取ることが診療の中の大きな比重を占めるようになってきた当センターにおいては，生命維持装置の中止に関するプロセスがプロトコル化されている。

　まず，患者の事前意思表示の有無を確認する。できなければ患者家族による患者の推定意思の確認を行う。この手順は，厚生労働省の「プロセスガイドライン」に沿った手順である。その後，当院内で医師，看護師，ソーシャルワーカー，薬剤師を交えた多職種カンファレンスを開催し，患者と患者家族の意思を踏まえた上で，患者の病状に則した治療方針を決めていく。当センター内でコンセンサスを得た後，院内の臨床倫理委員会の開催を依頼し承認を得る。

　当院での多職種カンファレンスのテンプレートの内容を**表4**に示す。第1に，「医学的検討とその説明」を行う。現病歴の概要をまとめ，終末期と判断された根拠を，医学

表4│当院における生命維持装置中止の方針決定のための，
　　　多職種カンファレンステンプレートの内容

| 1│医学的検討とその説明 | ●現病歴の概要<br>●終末期と判断された根拠<br>●家族らに行った説明の内容<br>●家族らの理解や受容の状況 |
|---|---|
| 2│患者の意思について | ●患者の意思，事前指示の有無<br>●家族らの意思 |
| 3│終末期への対応の検討事項 | ●生命維持装置（人工呼吸器，ペースメーカー，補助循環装置）<br>●透析<br>●人工呼吸器設定の変更<br>●昇圧剤投与量の変更<br>●心肺停止時の心肺蘇生<br>●抗菌薬の強力な使用<br>●経管経静脈栄養による人工栄養投与<br>●点滴，輸血 |

表5│当院の臨床倫理委員会開催の要否

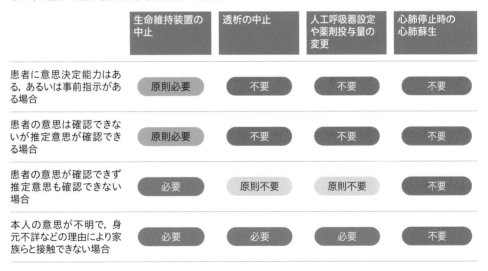

| | 生命維持装置の中止 | 透析の中止 | 人工呼吸器設定や薬剤投与量の変更 | 心肺停止時の心肺蘇生 |
|---|---|---|---|---|
| 患者に意思決定能力はある，あるいは事前指示がある場合 | 原則必要 | 不要 | 不要 | 不要 |
| 患者の意思は確認できないが推定意思が確認できる場合 | 原則必要 | 不要 | 不要 | 不要 |
| 患者の意思が確認できず推定意思も確認できない場合 | 必要 | 原則不要 | 原則不要 | 不要 |
| 本人の意思が不明で，身元不詳などの理由により家族と接触できない場合 | 必要 | 必要 | 必要 | 不要 |

的に患者の身体所見や検査所見を踏まえた上で検討する。その中で，医療者側が家族らに行った病状説明の内容を共有し，家族らの理解や受容の状況についても確認する。第2に，患者の意思について検討する。患者が事前意思表示をしていたのかどうか，家族らの意思はどのようなものかを検討する。第3に，終末期への対応の検討事項を1つずつ確認する。生命維持装置（人工呼吸器，ペースメーカー，循環補助装置），透析，人工呼吸器設定の変更，昇圧剤投与量の変更，心肺停止時の心肺蘇生，抗菌薬の強力な使用，経管経静脈栄養による人工栄養投与，点滴，輸血などに関して，今後どのようにしていくべきか，細かく話し合う。

当院にて生命維持装置中止を決定する場合の，臨床倫理委員会開催の要否についてまとめた（**表5**）。生命維持装置中止に関しては，原則として，患者に意思決定能力がある，あるいは事前指示がある場合，もしくは家族が患者の推定意思を代弁できるような場合でも，臨床倫理委員会開催が必要となる。透析の中止，人工呼吸器設定や薬剤投与量の変更，心肺停止時の心肺蘇生に関しては，患者の意思もしくは推定意思が確認できる状況であれば，委員会にかける必要はない。

当院の延命治療終了時のプロセスは，診療科内多職種のコンセンサスと，病院組織代表である臨床倫理委員会とのコンセンサスがあってはじめて実現されるものであり，日本国内では先進的なシステムなのかもしれない。しかしながら，筆者の米国での集中治療終末期の臨床経験に照らすと，大きく2つの課題があると思われる。

1つは，患者の意思が確認できるような時であっても，生命維持装置中止の判断が臨床倫理委員会に委ねられているため，患者の意思に沿うことができずに，患者が望まぬ延命治療が継続されるケースがあることが挙げられる。

もう1つは，いざ，臨床倫理委員会で生命維持装置中止となった場合，その後の生命維持装置からの離脱の仕方や症状緩和などのケアに関する，「延命治療終了から死までの時間」のマネジメントのプロトコルやガイドラインが存在していないことである。

筆者が米国で勤務した病院では，院内で制定されたcomfort careのプロトコルというものがあり，症状緩和のための薬剤投与などのオーダーセットがあった。日本では，そういったガイドラインが存在せず，現場の医師も，いざ終了するとなった後にどうすればよいのかが不明瞭であるため，それが原因で生命維持装置中止に踏み切れないという面もあるのではないだろうか。

# 当院で経験した生命維持装置中止症例

当院では，試行錯誤を繰り返しながら，2017年初頭頃に前記プロトコルが成立した。筆者が米国から帰国して間もない時期であり，米国では全く問題なく受け入れられていた生命維持装置中止が，日本では，たとえ患者の意思がはっきりわかっていたとしても，医療者側がそれを受け入れることができず，なかなかそこまでたどり着かないという現実に驚きを隠せなかった。そんな状況ではあったが，患者家族が中止を選択した場合，患者の価値観を重視しその意向に沿えるよう，患者家族も医療者側も納得いく形で患者が最期を迎えることができるように，みんなで話し合い，病院側（臨床倫理委員会）にかけあい，1症例，1症例に地道に向き合ってきた。うまくいくこともあれば，そうでなかったこともある。筆者が所属施設にて経験した，生命維持装置中止症例を紹介し，振り返りをしたい。

## 70歳代男性，低酸素脳症による遷延性意識障害

　自宅近所の路上の植え込みに倒れているのを発見され，通行人が救急要請。救急隊到着時，心肺停止状態であった。救急隊により心肺蘇生が開始され，直近の救命救急センターへ搬送された。搬入後，気管内挿管し心肺蘇生を継続。心肺蘇生開始から40分後に心拍が再開した。心拍再開後，血圧は安定したが，意識はGlasgow Coma Scale (GCS)3Tのまま戻らず，対光反射・睫毛反射も消失したままだった。採血，心電図，心エコー，頭部CT，胸腹部CTでは心肺停止の原因は特定できなかった。ICUに入室し，人工呼吸器管理と低体温療法を行ったが，復温から72時間後になっても意識は回復しなかった。頭部CTでは皮髄境界の不鮮明化がみられた。脳波検査では全般性徐波が認められ，低酸素脳症による遷延性意識障害と診断された。

　既往歴は右肺全切除（良性腫瘍）のみで，かかりつけ医はいない。教師を定年退職後は無職だった。独身であり，子どももなく，一人暮らしで自立した生活をしていた。患者の兄1人，姉1人，妹2人が健在で，患者と同じ県内に在住。甥の家族が近所に住んでおり，普段は毎日様子を見に行っていた。甥がキーパーソンとなり，患者の代理意思決定者となった。しかしながら，患者と親族間で人生の最終段階に関して話し合ったことなどはなく，当然，事前指示書などの書面もなかった。

　入院1週間後，患者の血圧や心拍数は安定していたが，意識は戻らず，呼吸は人工呼吸器に依存していた。脳波と脳CTを再検したが，変化はなかった。甥は病院へ呼ばれ，担当医から，意識が戻る可能性が極めて低く，人工呼吸器依存となるので気管切開が必要であるとの説明を受け，言われるがままに同意書にサインした。気管切開手術の当日，担当医らが手術を開始し皮膚に切開を入れ始めた直後，突如，「患者の家族が気管切開をしないでほしいと言っている」との連絡が伝えられた。キーパーソンではないが，患者の妹の1人が甥から話を聞き，「兄がそんなことを望むはずがない」と，病院へ駆けつけたのだった。気管切開の手術は中断され，切開しかけた皮膚は縫合された。

　その後，担当医は代わり，甥だけでなく患者のきょうだいにも病状説明がなされた。このまま延命治療を継続するか，緩和的治療のみに移行するかの選択肢が提示され，甥を中心に親族らが話し合った。患者は元来自立心が強く，たびたび甥が身の回りの手伝いを申し出ても，人に頼るのを嫌い，すべてを1人で行って暮らしていたことや，定年退職後も趣味であるバイクの整備を自分で行い，バイク旅行を1人で楽しんでいるような活動的な人物だったことを踏まえ，患者が「機械につながれたまま寝たきりになってまで，生きながらえたいとは思わないだろう」と考え，「これ以上の延命治療を希望しない」と申し出た。

院内のプロトコルに則り，救命救急センター内での多職種カンファレンスや臨床倫理委員会で協議し，人工呼吸器を終了して抜管，緩和的治療のみへ移行する方針が決定した。親族と日程調整をし，臨床倫理委員会承認から3日後に抜管することが決まった。抜管に立ち会いたい親族が集合し，モルヒネ持続点滴（4mg/時）を開始後，抜管した。患者が息を引き取るまで入れ替わりで付き添える親族が付き添い，患者との思い出を語り合って過ごしていた。17時間後，患者は親族に見守られながら静かに亡くなった。

　当症例は，高齢男性が目撃なく院外で心肺停止（阻血時間不明）で発見され，救命救急センターに搬入され，できる限りの心肺蘇生と蘇生後処置を行ったにもかかわらず低酸素脳症となり，脳機能の回復が見込めなくなったケースである。患者は独身で子どもがなく，持病もなかったため，かかりつけ医もなく，ACPは行っておらず，事前指示書の類いは持ち合わせていなかった。

　最初の担当医は，キーパーソンである甥に一方的に「気管切開が必要である」と説明し，甥に他の親族との相談をする時間も与えぬまま，同意書にサインさせた。ところが，気管切開の手術開始直後に，他の親族が「そんなことはやめてくれ」と，病院に駆け込んできたのである。不十分で不適切なEnd-of-Life Discussion（EOLD）が招いた医療者と患者家族間の激しい葛藤である。患者の喉には小さなものではあるが，誰も望まない傷だけが残った。

　患者のきょうだいらは皆，高齢者であったが，患者のこれまでの人生や人柄，価値観を深く理解しており，患者が植物状態で，機械につながれたまま生きながらえることなど希望しないと思っていた。しかしながら，最初の担当医からは，患者がまさにその状態になっている現状を説明されておらず，治療方針が一方的に伝えられただけだった。これは，まさに誰も望まない無益な延命治療が始まってしまう瀬戸際だったのだ。

　その後，担当医が代わり，このまま意識が戻る見込みはなく，植物状態となっていることが伝えられた。そして治療の選択肢として，人工呼吸器を外し緩和的治療に移行するという方法が提示され，患者の親族全員で十分に話し合ってもらった。患者の推定意思を患者をよく知る家族らが代弁できたことによって，救命救急センター内での多職種カンファレンスでは，人工呼吸器を外し，抜管するという方針が決定された。その方針は病院の臨床倫理委員会で承認された。人工呼吸器設定は最小設定であったため，terminal weaningは必要とせず，抜管に先立ちモルヒネを使用し，抜管後に生じうる呼吸困難の緩和を行った。患者とお別れする時間が予測できることにより，患者家族（中には，足腰が悪く，普段はなかなか外出できない高齢の兄もいた）が一堂に集まり，それぞれが患者に対する気持ちを語り合いながら，患者とお別れするために十分な時間をとることができた。

当症例では，あやうく患者の望まぬ最期を招きかねない状況となったが，家族らの強い思いがぎりぎりのところで伝わり，その大きな葛藤を医療者と家族で乗り越え，患者と家族の意向に沿った看取りとなった。人工呼吸器終了に関しても，前述したような「差し控え」と「中止」を区別することなく，抜管までが認められた。時折，当院で見られることなのだが，人工呼吸器は止めるが，抜管はせずに「挿管したままで酸素吹き流しをする」という手法が行われることがある。前述したが，米国では「差し控え」と「中止」を区別しても倫理的には意味がないとされている。脳神経疾患で気道確保のために挿管されている場合は，terminal weaningは必要なく，症状緩和を行った上で抜管することが通常であった。医学的な観点からいえば，内径8.0mmで30cm近くある挿管チューブから人工呼吸器のサポートなしで呼吸することは，ストローを介して呼吸しているようなものなので，患者の呼吸努力が増加するため，かえって呼吸困難を悪化させかねない。この「挿管吹き流し」のステップは，患者のためではなく，「いきなり抜管していきなり呼吸が止まったらどうしよう」という，医療者側の不安や罪悪感に対応してのものであり，筆者から見ると本末転倒なやり方である。

また，当症例は，多職種カンファレンスから臨床倫理委員会までの流れがスムーズであった点も，患者の最期までの時間を望まぬ形で長引かせずに済んだ要因だったと考える。当院で経験した症例の中では，延命治療を希望しないとはっきりとACPがなされているにもかかわらず，臨床倫理委員会がタイムリーに開催されず，その開催を待つ間に，人工呼吸器につながれたまま，望まぬ形で亡くなるケースもある。このように患者，家族，かかりつけ医間でACPが行われているような場合に，臨床倫理委員会の都合で望まぬ形で終末期を迎えさせてしまうことが，いかに非倫理的なことか。こういった問題が解消されなければ，救急医が救急車で運ばれてきた重症患者を目の前にして「救命か延命か」と，不毛な葛藤をするような現状を変えることはできないだろう。

# まとめ

米国では，人工呼吸器中止は法的に認められており，中止まで，および，中止後の患者のケアに関するプロトコルは州や病院ごとに定められていた。人工呼吸器中止前後の鎮痛・鎮静がプロトコル化され，オーダーセットとなっており，緩和ケアの専門家でない集中治療医であってもオーダーすることができた。患者が望まないのに人工呼吸器を継続することは「非善行」にあたると考えられており，救急・集中治療医は患者の価値観や嗜好を聞き出して，治療のゴールを設定することが当然だった。

日本では，未だに生命維持装置中止に関する医療者側の抵抗が強い。しかしながら，もし，真に患者中心の医療を行おうとするならば，医療者はその選択を受け入れ，その

ための適切な治療を提供できなければならないだろう。筆者は，生命維持装置中止後の緩和ケアに関する指針が必要であると考える。それがなければ，いくら「法的に問題がない」と言われても，生命維持装置中止に踏み切れるハードルは高いままだろう。

## 文献

1) Fisher M: Ethical issues in the intensive care unit. Curr Opin Crit Care, 10 (4) :292-8, 2004.

2) Manara AR, Pittman JA, Braddon FE: Reasons for withdrawing treatment in patients receiving intensive care. Anaesthesia, 53 (6) :523-8, 1998.

3) Prendergast TJ, Claessens MT, Luce JM: A national survey of end-of-life care for critically ill patients. Am J Respir Crit Care Med, 158 (4) :1163-7, 1998.

4) Sprung CL, Cohen SL, Sjokvist P, et al.: End-of-life practices in European intensive care units: the Ethicus Study. JAMA, 290 (6) :790-7, 2003.

5) Truog RD, Campbell ML, Curtis JR, et al.: Recommendations for end-of-life care in the intensive care unit: a consensus statement by the American College [corrected] of Critical Care Medicine. Crit Care Med, 36 (3) :953-63, 2008.

6) Lanken PN, Terry PB, Delisser HM, et al.: An official American Thoracic Society clinical policy statement: palliative care for patients with respiratory diseases and critical illnesses. Am J Respir Crit Care Med, 177 (8) :912-27, 2008.

7) Downar J, Delaney JW, Hawryluck L, et al.: Guidelines for the withdrawal of life-sustaining measures. Intensive Care Med, 42 (6) :1003-17, 2016.

8) 日本救急医学会，日本集中治療医学会，日本循環器学会：救急・集中治療における終末期医療に関するガイドライン〜3学会からの提言〜. 2014.
https://www.jaam.jp/html/info/2014/pdf/info-20141104_02_01_02.pdf.（アクセス日：2020年9月28日）

9) 厚生労働省：人生の最終段階における医療・ケアの決定プロセスに関するガイドライン. 2018年3月改訂.
https://www.mhlw.go.jp/file/04-Houdouhappyou-10802000-Iseikyoku-Shidouka/0000197701.pdf.（アクセス日：2020年9月28日）

10) Luce JM: End-of-life decision making in the intensive care unit. Am J Respir Crit Care Med, 182 (1) :6-11, 2010.

11) White DB, Braddock CH 3rd, Bereknyei S, et al.: Toward shared decision making at the end of life in intensive care units: opportunities for improvement. Arch Intern Med, 167 (5) :461-7, 2007.

12) Seaman JB, Arnold RM, Scheunemann LP, et al.: An integrated framework for effective and efficient communication with families in the adult intensive care unit. Ann Am Thorac Soc, 14 (6) :1015-20, 2017.

13) White DB, Angus DC, Shields AM, et al.: A randomized trial of a family-support intervention in intensive care units. N Engl J Med, 378 (25) :2365-75, 2018.

14) Pearlman RA, Cain KC, Patrick DL, et al.: Insights pertaining to patient assessments of states worse than death. J Clin Ethics, 4 (1) :33-41, 1993.

15) Patrick DL, Starks HE, Cain KC, et al.: Measuring preferences for health states worse than death. Med Decis Making, 14 (1) :9-18, 1994.

16) Rubin EB, Buehler AE, Halpern SD: States worse than death among hospitalized patients with serious illnesses. JAMA Intern Med, 176 (10) :1557-9, 2016.

17) Wilson WC, Smedira NG, Fink C, et al.: Ordering and administration of sedatives and analgesics during the withholding and withdrawal of life support from critically ill patients. JAMA, 267 (7) :949-53, 1992.

18) Breen CM, Abernethy AP, Abbott KH, et al.: Conflict associated with decisions to limit life-sustaining treatment in intensive care units. J Gen Intern Med, 16 (5) :283-9, 2001.

19) Abbott KH, Sago JG, Breen CM, et al.: Families looking back: one year after discussion of withdrawal or withholding of life-sustaining support. Crit Care Med, 29 (1) :197-201, 2001.

20) Azoulay E, Timsit JF, Sprung CL, et al.: Prevalence and factors of intensive care unit conflicts: the

conflicus study. Am J Respir Crit Care Med, 180 (9) :853-60, 2009.

21) Kutner JS, Steiner JF, Corbett KK, et al.: Information needs in terminal illness. Soc Sci Med, 48 (10) : 1341-52, 1999.

22) Azoulay E, Chevret S, Leleu G, et al.: Half the families of intensive care unit patients experience inadequate communication with physicians. Crit Care Med, 28 (8) : 3044-9, 2000.

23) Pochard F, Azoulay E, Chevret S, et al.: Symptoms of anxiety and depression in family members of intensive care unit patients: ethical hypothesis regarding decision-making capacity. Crit Care Med, 29 (10) : 1893-7, 2001.

24) Wendler D, Rid A: Systematic review: the effect on surrogates of making treatment decisions for others. Ann Intern Med, 154 (5) : 336-46, 2011.

25) Schneiderman LJ, Gilmer T, Teetzel HD, et al.: Effect of ethics consultations on nonbeneficial life-sustaining treatments in the intensive care setting: a randomized controlled trial. JAMA, 290 (9) : 1166-72, 2003.

26) Schuster RA, Hong SY, Arnold RM, et al.: Investigating conflict in ICUs-is the clinicians' perspective enough? Crit Care Med, 42 (2) : 328-35, 2014.

27) Prendergast TJ: Resolving conflicts surrounding end-of-life care. New Horiz, 5 (1) : 62-71, 1997.

28) Garros D, Rosychuk RJ, Cox PN.: Circumstances surrounding end of life in a pediatric intensive care unit. Pediatrics, 112 (5) : e371, 2003.

29) Chochinov HM: Dying, dignity, and new horizons in palliative end-of-life care. CA Cancer J Clin, 56 (2) : 84-103; quiz 4-5. 2006.

30) Robert R, Le Gouge A, Kentish-Barnes N, et al.: Terminal weaning or immediate extubation for withdrawing mechanical ventilation in critically ill patients (the ARREVE observational study). Intensive Care Med, 43 (12) : 1793-807, 2017.

31) Truog RD, Cist AF, Brackett SE, et al.: Recommendations for end-of-life care in the intensive care unit: the Ethics Committee of the Society of Critical Care Medicine. Crit Care Med, 29 (12) : 2332-48, 2001.

32) Cooke CR, Hotchkin DL, Engelberg RA, et al.: Predictors of time to death after terminal withdrawal of mechanical ventilation in the ICU. Chest, 138 (2) : 289-97, 2010.

33) Harman SM, Bailey FA: Palliative care : The last hours and days of life. UpToDate®. https://www.uptodate.com/contents/palliative-care-the-last-hours-and-days-of-life (アクセス日:2020年9月28日)

34) Cherny N: Palliative sedation. UpToDate®. https://www.uptodate.com/contents/palliative-sedation (アクセス日: 2019年9月16日)

35) Lokker ME, van Zuylen L, van der Rijt CC, et al.: Prevalence, impact, and treatment of death rattle: a systematic review. J Pain Symptom manage, 47 (1) : 105-22, 2014.

36) Campbell ML, Yarandi HN: Death rattle is not associated with patient respiratory distress: is pharmacologic treatment indicated? J Palliat Med, 16 (10) : 1255-9, 2013.

37) Shimizu Y, Miyashita M, Morita T, et al.: Care strategy for death rattle in terminally ill cancer patients and their family members: recommendations from a cross-sectional nationwide survey of bereaved family members' perceptions. J Pain Symptom Manage, 48 (1) : 2-12, 2014.

38) Jansen K, Haugen DF, Pont L, et al.: Safety and effectiveness of palliative drug treatment in the Last Days of Life-A systematic literature review. J Pain Symptom Manage, 55 (2) : 508-21 e3, 2018.

39) Wee B, Hillier R.: Interventions for noisy breathing in patients near to death. Cochrane Database Syst Rev, CD005177, 2008 (1).

40) Heisler M, Hamilton G, Abbott A, et al.: Randomized double-blind trial of sublingual atropine vs. placebo for the management of death rattle. J Pain Symptom manage, 45 (1) : 14-22, 2013.

（伊藤 香）

# 患者と死別した後の家族のケア

　死別に対する心身の反応は「悲嘆」と呼ばれ，誰しもが経験しうる正常な反応である。しかし，時に深い悲しみが続き，心身の健康を損なうことや日常生活が立ち行かない場合があり，このような状態は「複雑性悲嘆」と呼ばれる[1]。複雑性悲嘆をはじめ，患者との死別により家族に生じる苦難は大きく，世界保健機関（WHO）は「患者と死別した後も，家族の苦難への対処を支援する体制をとること」を緩和ケアの要素として明示している。しかし，わが国の救急・集中治療において，患者と死別した後の家族のケアを提供する医療機関は少数である。

## 救急・集中治療における死別と悲嘆の特徴

　救急・集中治療における死の形態は，健康な状態から急激に死に至る予期せぬ「突然の死」であることが多い。もちろん，長期間の集中治療を受け死に至る場合もあるが，わが国の救命救急センターでは死亡症例の大部分が滞在3日以内の死であり，全症例の57.8％は滞在1日以内であることが報告されている[2]。

**表1│突然の死による悲嘆の特徴**

| ▼特有の性質 | ▼その内容 |
|---|---|
| 喪失の非現実感 | 突然の死に直面した家族は多くの場合，その突然の喪失が現実ではないかのような感覚を抱く |
| 自責感・罪悪感の激化 | どんな死別でも多かれ少なかれ罪悪感を覚えるが，突然の死の場合は，強い罪悪感が生じやすく「もし…さえしていれば」という言葉で表現される |
| 他罰的欲求 | 突然の死の場合，起こったことに対して誰かを責めたい，非難したい欲求が非常に強いものとなる |
| 公判・司法システムの影響 | 本来なら自分を助けてくれる警察や司法システムによって，さらに傷つけられたと感じる人もいる。また，煩雑な裁判の過程により，悲嘆の営みに取り組むことを邪魔されることもある |
| 無力感・焦燥感・やり残しの課題の出現 | 無力感が凄まじい怒りの感覚と心の底で結びつくことが多く，そのやり場のない怒りを誰かに向けたくなる。また，故人に言えなかったことなど，やり残したことへの大きな後悔をもたらす |
| 理解したいという欲求 | いかなる死においても人は「なぜ死んだのか」との疑問をもつが，突然の死の場合，特に「死の意味を理解したい」という欲求が強く，意味を見出すことで心の統制力を回復しようとする |

〔文献5）を参考に作成〕

予期せぬ突然の死による死別は家族の悲嘆を複雑化させる危険因子であり，救急・集中治療を受け死亡した患者の家族の50%以上が複雑性悲嘆の高リスク群であるという報告もみられている[3, 4]。そして，その悲嘆の特徴について，米国の心理学者であるウォーデンは表1[5]に挙げる6つの点を指摘している。

## 救急・集中治療における患者と死別した後の家族のケア

### ● 救急・集中治療において提供されている患者と死別した後の家族のケア

　救急・集中治療において提供されている患者と死別した後の主な家族のケアは，「情緒的サポート」「情報的サポート」「治療的介入」であり，生活に対する実際的な支援，いわゆる「道具的サポート」はあまり提供されていない（表2）[6-8]。しかし，筆者らの経験では，突然の死による死別の場合，患者と死別した後の家族が日常生活での実際的な問題を生じることは多く，悲しみの深い時期に突然に生じる問題であるがゆえ，家族へ与える負担が非常に大きいと感じている。例えば，患者が主に家計を支えていた場合には，死別した後の家族に経済的問題を生じることがある。この時，悲しみが深く実際的な問題に取り組めないことで日常生活が立ち行かなくなってしまう，あるいは，実際的な問題にばかり取り組まなければならないことで，家族が自身の悲嘆と向き合うことができず，悲嘆が複雑化するケースも少なくないと感じる。医療スタッフが直接的に家族の生活へのケアを提供することは難しいと思うが，死別の後に生じやすい実際的な問題や，問題について相談できる窓口を紹介しておくなど，情報的サポートとしてケアを提供することも有効であると思われる。

　また，情緒的サポートである「お悔み状・カードの送付」は最も頻繁に提供されているケアである[8]。ただし，お悔み状・カードの送付が家族の抑うつ・PTSDのリスクを増大させたという研究結果も報告されている[9]。筆者らの経験上，家族の中にはつらい体験を思い出してしまうがゆえ，患者が亡くなった病院や医療スタッフとの関わりを避

column　患者と死別した後の家族のケア

### 表2｜救急・集中治療において提供されている患者と死別した後の家族のケア

| ▼ケアの内容 | ▼具体例 |
| --- | --- |
| 情緒的サポート | ● お悔み状・カードの送付<br>● 追悼会の開催<br>● セルフヘルプグループの開催<br>● 電話・面談による傾聴 |
| 情報的サポート | ● 地域内のサポートグループを紹介する冊子の提供<br>● 死後の手続き方法を記載した冊子の提供<br>● 電話・面談による情報提供 |
| 治療的介入 | ● カウンセリングの実施<br>● カウンセラーの紹介<br>● 心療内科・精神科医の紹介 |

〔文献6～8〕を参考に作成〕

ける家族も少なくない。　一方で，家族が患者の死を受け入れていく過程において，家族は自ら患者の死に向き合っていくこととなる。　その際には，患者の死の瞬間を共にした医療スタッフであるからこそ，患者の死による深い悲しみを理解することができ，医療スタッフとの関わりを望む家族も多いように感じる。

#### ● 救急・集中治療の医療スタッフに求められる死別後の家族のケア

　救急・集中治療の臨床では，患者の死後，時間をおいてから，改めて医療スタッフによる説明を求める家族もいる。実際，ERで死亡した患者の家族の多くは医療スタッフによる再度の説明の機会を望んでいたとの報告もある（**表3**）[4,10]。

　**表1**の通り，突然の死による死別では，家族が非現実感におそわれ，死の理由や意味を理解したい欲求が大きいことが悲嘆の特徴である。家族が患者の突然の死に直面し，現実感のない状態で患者の死に関する説明を受けたとしても，それを理解するのは困難である。　さらには，理解していたとしても「なぜ，あの人は死んでしまったのか」と死の意味を求め，「私が…さえしていれば」「私のせいで」と，死の意味を家族自身の責任として見出そうとすることで自責感・罪悪感を生じる家族も多いように感じる。

　そのため，医療スタッフには家族が患者の死を理解することが容易でないことを念頭に丁寧な説明に努めるとともに，家族が望む場合，再度の説明の機会を設け，医療スタッフと家族との継続したコミュニケーションに努めていくことが求められる。さらに，自責感・罪悪感を抱える家族には，必要であれば医学的な知見から患者の死に対する家族の非責任性を説明し，家族自身が患者の死の責任性について吟味していけるようサポートしていくことも大切である。

　わが国では，救急・集中治療の医療スタッフが患者と死別した後の家族と接する機会がほとんどないのが現状であり，もう一度，説明を聞きたいがどうすればいいのかわからないという家族も存在する。　この時，家族へ「何か聞きたいことがあればいつでもご連絡ください」と連絡窓口を紹介しておくこと，あるいは声をかけておくことだけでも，医療スタッフと家族との継続したコミュニケーションのきっかけとなりうると考える。　患者と死別した後の家族のニーズは多岐にわたり個人差も大きいが，医療スタッ

#### 表3│救急・集中治療において患者と死別した後の家族が医療スタッフへ求める説明

説明内容の具体例

| |
|---|
| ● 患者の死因について |
| ● 患者の死の状況・様子について |
| ● 患者に施された治療内容について |
| ● 死亡診断書/死体検案書に記載されている医学用語について |
| ● 家族が患者の死を防ぐことが可能であったのかどうかについて |

〔文献4,10）を参考に作成〕

フと家族との継続したコミュニケーションが可能となれば，家族のニーズを把握でき，ニーズに応じた個別的なケアの提供にもつながることが期待される。

　患者の救命に尽力し，切迫した環境である救急・集中治療においては，最大限に人的・物質的資源を活用したとしても，次々と搬送される目の前の患者・家族のケアに全力を注ぐことに手いっぱいであるのが実情である。「死別した後の家族が心配であり，ケアも必要だと思うが…現状としては難しい」というのが筆者らの臨床での実感でもある。また，医療スタッフが深い悲しみの中にある家族にどのように関わればよいのか不安を感じることや，家族の悲しみに共感することで無意識のうちに心理的に疲弊することも少なくない。

　しかし，死別による問題を抱え，医療スタッフによるケアを望む家族が存在することは事実である。まずは，救急・集中治療においても，患者と死別した後の家族が医療スタッフに対して何を望むのか，そのニーズと現状として自分ができることについてスタッフ1人ひとりが考え，「患者と死別した後の家族へのケアに取り組む姿勢」をもつことが望まれる。

文献

1) 坂口幸弘：悲嘆学入門—死別の悲しみを学ぶ. 昭和堂，2010.

2) 島崎淳也，田崎 修，塩崎忠彦，他：救命救急センターの現状—全国救命救急センター入室症例予後調査・10万例の検討. 日救急医会誌，22: 793-802，2011.

3) Kentish-Barnes N, Chaize M, Seegers V, et al.: Complicated grief after death of a relative in the intensive care unit. Eur Respir J, 45(5): 1341-52, 2015.

4) 黒川雅代子，村上典子，中山伸一，他：病院到着時心肺停止状態で搬送された患者の遺族のニーズと満足度. 日臨救医誌，14: 639-48，2011.

5) J. W. ウォーデン，山本 力 (監訳)：悲嘆カウンセリング—臨床実践ハンドブック. 誠信書房，2011.

6) McAdam JL, Erikson A: Bereavement services offered in adult intensive care units in the United States. Am J Crit Care, 25 (2): 110-17, 2016.

7) Berry M, Brink E, Metaxa V, et al.: Time for change? A national.: audit on bereavement care in intensive care units. J Intensive Care Soc, 18 (1): 11-6, 2017.

8) Egerod I, Kaldan G, Coombs M, et al.: Family-centered bereavement practices in Danish intensive care units: a cross-sectional national survey. Intensive Crit Care Nurs, 45: 52-7, 2018.

9) Kentish-Barnes N, Chevret S, Champigneulle B, et al.: Effect of a condolence letter on grief symptoms among relatives of patients who died in the ICU: a randomized clinical trial. Intensive Care Med, 43(4): 473-84, 2017.

10) Parris RJ, Schlosenberg J, Stanley C, et al.: Emergency department follow-up of bereaved relatives: an audit of one particular service. Emerg Med J, 24(5): 339-42, 2007.

（伊東由康，坂口幸弘）

# ほぼ亡くなった状態での救急搬送への対応・看取り

　ここでは，発見時にすでに心肺停止となっている患者に対する救急外来での緩和ケアについて述べたい。この分野については実証研究がほとんどなく，筆者の経験や他分野での研究結果を外挿したものである。

## 救急外来における体制——家族に対応する人員を確保しておく

　まず，発見時心肺停止の患者の救急外来での診療となると，来院直後からACLSがスタートされると思われる。ACLSチームの中，もしくはチームとは別に，患者の家族などに対応する人員を確保し，あらかじめ誰が対応するかを決めておくことが望ましい。通常，患者と同時に家族も危機的状況に陥っており，来院直後から密度の高いケアが必要である。できれば，EOLD（End of Life Discussion）などの研修を受けているか，経験豊富な医師・看護師が対応することが望ましい。

## 来院前〜死亡確認までの対応に緩和ケアの視点を取り入れる

### ●来院前
　病院に電話連絡があった時，また救急隊から連絡が入った際には，患者の状況を把握する必要がある。発見時の状況，死斑や死後硬直の有無，患者の基礎疾患，家族や知人の同乗の有無，事前指示書の有無，ACPの話し合いの有無を尋ね，できる限りの状況把握をする。
　患者に主治医や担当看護師がおり，継続的な診療・ケアが行われている場合は主治医・看護師とも連絡を取り合うことが望ましい。心肺蘇生を開始・継続するか中止するかについては，地域の行政やメディカルコントロールの事情や方針に合わせて指示することが望ましい。また，家族の心理的な状況や様子についてもあらかじめ情報収集しておく。

### ●来院後
　前述した発見時の状況，死斑や死後硬直の有無，患者の基礎疾患，家族や知人の同乗の有無，事前指示書の有無，ACPの話し合いの有無を再確認し，ACLSの開始・中止などを判断する。また，家族担当者は家族（あるいは同乗の知人など）に発見時の状況を詳細に聞くとともに，家族が患者の病状をどのように捉えているか，どんな心理的状況

にあるかを探索して把握し，適宜状況をACLSチームの責任者に伝える。家族担当者は家族などをプライバシーの保たれた待機室などに案内し，継続的にケアを行うことが望ましい。家族に準備ができれば，現在の状況について，ACLSチームの医師から説明する機会を設定する。また，家族の希望があれば，ACLSを実施している場面を実際に見てもらい，状況を把握してもらうこととする。

　蘇生が難しい場合，具体的な今後の見通しについては医師から説明をしてもらうようにする。ACLS中に患者の親族に面会してもらう時には，患者周囲の医療機器やそのラインが乱雑になっていないか，血液などの体液の付着がないかなど，患者の外見に十分留意する。

### ● 死亡確認

　死亡確認は十分な説明の後に実施する。また，この際には，家族が「死に目に会える」ことが重要なことがあるので，時間が許せば（例えば，10分後に長男が病院に着くような状況であれば）死亡確認を待つようにするとよい。

　がん患者の家族からみた望ましい看取りの方法に関する研究からは，次のような配慮をすることが望ましいと考えられる[1]。

❶医療者の思慮のない会話を避ける（例えばこの時に，ERの中でスタッフの笑い声が聞こえてきたら家族はどう思うだろうか？）

❷患者への接し方を一緒に考える（患者に触れてよいこと，ケアを共にすることを考える）

❸最期に間に合いたい家族がいたら，死亡確認は全員揃ってからにする，亡くなった後に患者と家族で十分なお別れをする時間をとる

❹患者の死亡確認後に事務的に退院の準備を始めずに，家族が落ち着くのを待つ

　救急外来における患者の死亡確認時にどのような対応をするかについては，家族へのインタビュー研究や実証研究の実施が強く望まれる。飯塚病院（福岡県）など救急医療と緩和ケアとの連携が進んでいる病院が実施しているように，家族対応や死亡確認に関するコミュニケーションスキルトレーニングをする，ロールプレイをしてフィードバックをし合うことでケアの質を高める，などの取り組みが必要であると考える。

　すでに心停止の状態で，医療者にとっては明らかに救命が厳しい状況であっても，多くの場合，家族はその現実を受け入れる状態になってはいない。「家族は大きな喪失を体験しており，ケアの対象である」ことを忘れずに，取り組んでいきたいものである。

参考文献
1) Shinjo T, Morita T, Hirai K, et al.: Care for imminently dying cancer patients: family members' experiences and recommendations. J Clin Oncol, 28 (1) :142-8, 2010.

（木澤義之）

# 索引